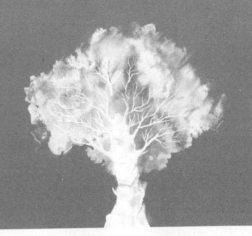

绽 放

萨提亚成长之旅
构建稳固而灵活的自我

曹宇红 刘诚哲 王俊华等◎著

U0305022

北京联合出版公司
Beijing United Publishing Co.,Ltd.

图书在版编目（CIP）数据

绽放 / 曹宇红，刘诚哲，王俊华等著 . —北京：北京联合出版公司，2015.8

ISBN 978-7-5502-5871-6

Ⅰ . ①绽⋯ Ⅱ . ①曹⋯ ②刘⋯ ③王⋯ Ⅲ . ①精神疗法－文集
Ⅳ . ① R749.055-53

中国版本图书馆 CIP 数据核字（2015）第 177858 号

绽放

作　　者：曹宇红　刘诚哲　王俊华等
选题策划：北京博雅广华文化传媒有限公司
责任编辑：王　巍
特约编辑：魏　雯
封面设计：零创意文化

北京联合出版公司出版
（北京市西城区德外大街 83 号楼 9 层　100088）
北京晨旭印刷厂印刷　　新华书店经销
字数 221 千字　　787 毫米 ×1092 毫米　　1 / 16　　16.75 印张
2015 年 8 月第 1 版　　2015 年 8 月第 1 次印刷
ISBN 978-7-5502-5871-6
定价：49.00 元

To Dear Virginia Satir

此书敬献给维吉尼亚·萨提亚女士

纪念维吉尼亚·萨提亚女士诞辰100周年

《绽放》出版筹委会

顾　问　约翰·贝曼博士（Dr. John Banmen）

主　任　魏敏博士

主　编　曹宇红

编　委　黄祖尧　王俊华　刘诚哲　葛君明

　　　　田玉荣　蔺桂瑞　邓小红　郝宗媛

　　　　周美言　张忆文　王　智　茆　丁

目 录

01 相遇真实的自我

02 联结所爱的人

03 激发组织动力

04 **点燃生命之光**

05 **感恩一路同行**

彰显你的独特

萨提亚模式传递这样的信念：我们是宇宙能量的独特显化。这个信念是说，我们天然地就愿意成长。然而，我们经常需要一些帮助，才能意识到、体验到高自我价值和一致性。许多人都在实践萨提亚模式，去提升他们的幸福、健康和成功。

这本书的许多作者都开放地分享了自己践行萨提亚模式的旅程，以达到"内在和谐""人际和睦""世界和平"。我非常欣喜能够参与其中，支持和鼓励更多的人去实现这种积极的改变。我也很高兴，有这么多作者愿意与更多的人分享自己成长的旅程。

我希望你能从书中收获许多想法和建议，让自己的生活更幸福、更健康。我也希望你能更好地关爱自己、欣赏自己，更多地接纳自己，因为你值得。你也可以更友爱地接纳别人，这样你会更幸福。

　　萨提亚模式倡导更深的生命意义，在某些方面与中国的哲学和文化传统有着异曲同工之妙。愿你能与本书的作者们一起，带着爱，更好地彰显你的独特！

约翰·贝曼博士

北京师范大学访问学者

贝曼萨提亚中国管理中心主席

《萨提亚成长模式的应用》《当我遇见一个人》主编

《萨提亚家庭治疗模式》作者之一

体验生命，如花绽放

当看到一个又一个美丽生命如花绽放的时候，我常常沉浸在感动和喜悦之中……

2003年，萨提亚模式像一颗充满生命力的种子，在中国大地这片拥有"家文化"的肥沃土壤中迅速生根发芽，让无数中国人和中国家庭拨开表面的困惑和混乱，发现了内在的人性渴望，回到充满关爱的关系当中，体验生活的美好幸福。

萨提亚模式所倡导的"内在和谐、人际和睦、世界和平"（peace within，peace between，peace among）与中国儒家精粹"修身、齐家、治国、平天下"异曲同工。国家昌盛富强，自然家庭和谐幸福，而真正的和谐幸福来自每个人内在的富足与快乐，萨提亚模式就是提供给每个人和每个家庭富足感和幸福感的学问。

无论是学员还是来访者，无论带着怎样的混乱和困惑前来，当经历了内在历程的体验和转化，人就会变得柔软、完整、自信、从容，稳稳地扎根于内在，真切踏实地做自己，并与外在环境和谐融洽。

萨提亚模式就像黑暗中的光亮，带给我们希望，让我们的内心自由而强大，让我们看到更多选择的可能性，帮助我们运用自己的生命资源获得满意的生活状态，成为自主的、负责任的生命个体，而不再做受害者或者是环境的产物。

正是萨提亚模式的魅力，让我十三年如一日，全身心投入其中。我的好友、合作伙伴黄祖尧老师说："你心里只有萨提亚，你为萨提亚献身了。"其实，我所着迷的是萨提亚对生命的珍重以及萨提亚带来的一个又一个生命的美丽绽放。

如今，萨提亚学习中心在全国主要城市广泛建立。贝曼萨提亚中国管理中心主席贝曼博士——一位八十岁高龄的加拿大老先生，多次推迟退休计划，把几乎所有的工作时间都留给了中国，他的愿景是让6500万中国人更加幸福、健康和成功。

这本书记录了萨提亚学员的成长和改变，也包括专业人士的工作感悟。每一篇都是鲜活的生命故事，每一个改变都真实而感人。如果你对改变感兴趣，对成长充满好奇，那么请暂时远离快节奏、高压力的生活方式，找一个安静的地方，泡一杯清茶，慢慢品味这些用心书写的生命故事。

魏敏博士

齐家盛业教育科技有限公司创始人

萨提亚"心父母成长工作坊"首席导师

序

为生命着色

自从2009年与萨提亚模式相遇，我生命的色彩越来越丰富：在深邃的蓝色中，添加了温馨的粉、炽热的红和充满希望的绿。

温馨的粉色"装点"了我的家。在卓越父母、亲密关系、个人成长工作坊中，我感受着一个个生动、感人的家庭案例。从不允许自己当众落泪，到抱着纸巾盒痛哭、肿着眼睛向别人诉说自己的生命故事，我发现，人与人之间居然可以如此亲近，人性居然如此美好而顽强！女儿的降临，使我和老公浪漫的"二人世界"变成了现实的"三人组合"。面对女儿，我的爱中既有期待，也增添了宽容；面对老公"高标准的期待"，我的态度从过去的逆反抵触变成了现在的坦诚沟通、深深感恩；面对妈妈，我也减少了讲道理、提要求，增添了一些倾听、鼓励，还有亲昵的玩笑……在家中，一个越来越温和、温暖的我在成长。

炽热的红色"激发"了我的事业。许多学员在学习萨提亚模式之后，更愿意也更敢于"倾听内心的声音"，去重新选择职业——不仅是一份自己擅长的、别人期待的工作，更是一项自己感兴趣的、内心渴望的事业——我也是其中之一。从2010年开始，我尝试着将萨提亚模式运用于企业咨询和培训中。一开始，我直接讲授一些经典的萨提亚理念和工具，有学员反馈说：挺深刻，只是用起来难。随后，我借鉴积极心理学、引导技术、教练等内容，提出了"心理资本提升"方案。贝曼老师提醒我："活出萨提亚，而不是贩卖萨提亚。"随后的几年中，我一边思考着，一边继续跟随各位导师学习和践行。慢慢地，生命能量、团体动力、画面感、萨提亚信念等，这些抽象而深刻的概念一点点融合到我的成长中，过去的困惑和纠结逐渐消融，创造力和激情奔涌而出。

充满希望的绿色"拓展"了我的视野。这主要来自贝曼老师宏大的愿景：让6500万中国人更加幸福、健康和成功。我一直在思考，除了讲课、写书、写文章，我还能为这个愿景贡献什么呢？2014年夏季，一个灵感突然跃入脑海：或许，我们这些萨提亚学习者、践行者可以一起写一本书，将我们的成长历程通过一个个故事呈现出来，去激发更多的人觉察与成长。于是，这样一幅画面浮现在我的眼前：一株优雅而富有生命力的花朵在阳光下绽放着，而且每一年或是每两年，它都会生机勃勃地绽放一次。

通过发约稿信、电话沟通等，很多资深的萨提亚同路人热心地参与到这本书的创作中来。50多篇文章中，有很多催人泪下的肺腑之作、荡气回肠的生命之歌，好几次我看完稿件后泪流满面，哽咽着与作者分享自己的感触。尤其可贵的是，王俊华老师在百忙之中，黄祖尧老师在赴美探亲之际，还一遍遍地与我商议稿件修改事宜。当然，出版并不是一帆风顺的，在沟通协调的过程中，我也遇到很多问题，沮丧、失望、烦躁的情绪让我几次想放弃。

在犹豫不决之际，"让6500万中国人更加幸福、健康和成功"，这个美好的愿景重新点燃了我：这本"我们的书"一定要出！能量激发了，创意和资源就神奇地来了。终于，《绽放》浮出水面了，亭亭玉立。

曹宇红

中科院心理所"心理资本"研修班特聘讲师

中关村人才协会"心理资本委员会"主席

《成为教练式的领导者》《领导者的自我超越》作者

01

相遇真实的自我

你是谁?

你想要什么?

一位学者说，绝大多数人在死前甚至都没能回答其中的一个问题。

姓名、角色、职业、成就……除去这些标签，我还能认清自己吗?

内在、感受、渴望、自我、联结……

当我更多地倾听"心"和"身体"的声音，

而不仅是"头脑的智慧"时，

很好啊，我已经开始成长了。

遇见真实的自己，就在路上，就在前方。

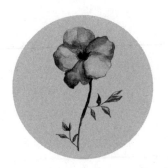

走在幸福成长的路上 　　葛君明

从2005年3月第一次接触萨提亚模式至今，我在这条心灵探索的路上走了十年多，种种经历、体验、学习和成长，就像一个个神奇的礼物。

转化，让我多了些选择和弹性

我成长在一个大家庭，小时候家里条件不好，父母要养活这么多孩子，又要供我们上学，每天工作十分辛苦。我的童年有很多缺失，比如父母的关注、肯定甚至拥抱等，这些东西对我性格的影响之大，直到我成年之后才慢慢意识到。

在我的记忆当中，父母总是教育我们做任何事都要认真。我从小就养成了习惯：洗碗要洗得干干净净、家具要摆放得整整齐齐、用完的东西要放回原处……慢慢地，面对任何人和事，我都会在心里有个无形的要求。记得上大学的时候，同学坐在我的床上，她一起来我就赶紧把床单弄整齐，结果这个同学对我说，她再也不敢坐我的床了。工作以后，遇到同事做事达不到要求，我就抱怨他们不认真；和老公谈恋爱时也是如此，不知不觉地提很多要求，后来老公才告诉我，我的很多标准都让他感到难受；做了妈妈之后，我要求自己既要做个好妈妈，又要好好工作，常常把自己搞得很累，一旦哪方面没做好，就会充满自责和内疚，这种坏情绪影响到老公，无形中也给他造成了很大压力。

在第一堂萨提亚课上，老师让我们把自认为影响最大的一条家庭规条拿出来做转化。我先把"做事要做到最好"转化成"做事要尽力做到最好"，接着又尝试把"做事要尽力做到最好"转化为"有些事情要尽力做到最好"，如此一来轻松了好多。最后再尝试转化为三种选择：第一，当我有能力的时候，做事情要做到最好；第二，有些我认为重要的事情，我愿意做到最好；第三，当我愿意选择去做的时候，做事情要做到最好。

从认知上将这些规条转化还只是第一步，真正实践起来并不容易，要带着觉察不断练习。刚开始，遇到做不到的事情还是会难受、自责，我问自己：真的尽力了吗？如果答案是肯定的，就要学会释怀。特别是在一些重要的事情上，不断地觉察、练习，自己变得轻松许多，家人也更开心了。我将这个规条慢慢转化，把它变成非常有用的资源，知道什么时候该用它。

在转化的过程中，我也深深地体会到：旧有的模式未必都是不合适的，只需要换个角度，也许就是很好的生活指南。转化让我多了些选择和弹性。

在家庭重塑中找回自己

萨提亚模式有个非常有魔力的工具——家庭重塑[1]。

---

1 家庭重塑：这是萨提亚女士发展出来的一种干预方式，帮助人们重新整合进入在原生家庭的历史和心理矩阵中属于自己的位置。它提供了一种崭新的视角，让我们可以重新看待父母和自己，并以一种新的观念来看待现在和未来。

有一次，玛利亚老师要在香港做个家庭重塑的大型示范，而我有幸成为个案明星[1]。玛利亚老师问我准备处理什么议题，我一时回答不出来，"好吧，我们就尝试来探索一下。"她说。我的内心无比激动和紧张，不知道会发生什么。

当时现场有近300人，当玛丽亚老师把我记忆中的家庭成员的互动场景全部雕塑出来时，我的眼泪簌簌地往下流，内心充满了痛苦、失望、压抑——我看到了母亲讨好父亲、姐妹们讨好父母，每个人求生存姿态后面都隐藏着不容易。同时，我也看到了大家之间的爱，只是都没有很好地表达出来。我深刻地体验到自己在这样的环境中长大，有多少作为孩子的需求被忽略，有多少内心的渴望被压抑！玛丽亚老师充满爱、接纳而又有力量的陪伴，带领我慢慢走过这个历程。放下一些童年未被满足的期待，我的内心慢慢平静下来。

当我站在父亲（角色扮演者）面前表达时，父亲皱着眉头说："哭什么哭，就知道哭，我看到你这样就烦！"那种口气像极了小时候父亲对我说话的样子。玛丽亚老师把手放在我的背后，我的后背顿时挺直了，内心觉得很有力量。我告诉父亲："我不喜欢你这样说我。"玛丽亚老师说："你告诉父亲，你是值得的！"我看着父亲的眼睛，说："我是值得的！"

这句话说完，我的身体体验到一种非常神奇的感觉：有一股能量像电流一样从脚底迅速贯穿全身，一直到头顶，每个细胞似乎都充满了能量，整个身体焕然一新，人也饱满起来。我的眼泪再次流下来，不过这次是喜悦的泪水——与自己相遇，喜极而泣！

这次的经历是我成长的转折点。从不知道到知道，从知道到体验，生命像破茧成蝶获得重生一般。也是从这个重要的节点，我开始活在萨提亚模式中，呈现更加温暖、平和、喜悦的生命状态。

---

1 个案明星：指在一对一咨询中的被访谈者。

把未满足的期待变成宝藏

在一对夫妇的个案治疗示范中，那位丈夫多次提到自己被忽略、孤独、失落……他的话深深地刺痛了我。其实长久以来，我的内心深处也有深深的孤独和失落。我想，是时候去面对了。

示范结束后，我鼓起勇气与大家分享自己的新发现：小时候，我百般讨好也没能获得父母足够的关注，于是开始用超理智[1]去"治愈"伤痛——帮父母找理由：他们都很忙，为了我可以上学，为了我们这个家。如果连超理智都不能消解伤痛，我便会用打岔[2]去忽略自己的感受和情绪，假装它们根本不存在。我用这种方式回避痛苦的感受。很长一段时间，这种方式确实行得通，给了我很大的推动力，但也付出了很大的代价。因为，无论我怎么假装，内心未满足的期待一直都在，只是我并不知道它在影响我而已。

在分享的过程中，童年的痛苦浮现出来。我能够强烈地感受到痛苦，身体随之颤抖，声音也随之颤抖，无法完整地说出话来。我用心体验自己的痛苦、顽固，接纳它们，感谢它们陪伴我走到今天。我做了个决定：继续保持它们好的部分，而不需要用它们去防御。这样，我能够更加一致地面对内心、更加一致地面对外在，呈现出更丰富多彩的生命力！

萨提亚说过：我们一生做两件事——喂饱我们的胃口，疗愈我们的伤口。这么多年来，生命中经历过的种种磨难都积累成了宝藏，闪闪发光。沈明莹老师有个十分贴切的比喻：每个人都像一颗珍贵的钻石，当我们擦去表面的尘埃，打磨出越来越多的面，这颗钻石就会熠熠生辉。

我们都可以转化未满足的期待，把岁月磨练出的能力更正向地运用到自己的生命里。

---

1 超理智：一种在压力下的应对姿态，只关注于"情境"，而忽视了"自我"和"他人"的价值。
2 打岔：一种在压力下的应对姿态，它是"超理智"的对立面，忽视了自我、他人和情境三种因素。

每个人 / 都是一个完美 / 就如同大自然一般 / 完整

只是 / 我们走了太久 / 忘记了出发前的模样

只是 / 我们不断向外追逐 / 从没想过内在蕴藏的光辉

当四面八方的压力袭来 / 似乎千变万化也无法满足所有的期待

是时候 / 该回来做自己了

生活无常，淡然守真　　秦波

36岁之前，我的生活晴空万里。幸福的童年、意气风发的少年、进入一流学府、跨入顶尖外企……一路走来，我深深信奉"有志者事竟成"。我的生命犹如一列高速行驶的列车，不断向前奔驰，没有止境，只有更快、更好。生活和工作中，有那么多的事情需要我去做，有那么多的人需要我帮助，整天忙碌着，虽然并不清楚究竟要奔向何方，但我感觉自己很有价值。被大家需要，这不就是父母告诉我的理想人生吗？

2006年12月31日的夜晚，我怀着一种特别的柔情，写下了一句感言："生命中别样的风景让我停驻，感谢上帝赐予我这天使一般的礼物。"

这一年，我的儿子诞生了。

小生命的降生让我暂时停下了匆忙的脚步，但很快，一股强大的冲动促使我迫不及待想回到熟悉的高速轨道上去。半年产假之后，我把几个月大的儿子托付给了保姆和奶奶，迅速调整状态，返回职场。换了新工作，得到了更高的职位，事业上顺风顺水。我全副武装，准备奔向期望中的美好前景。

直到2008年，突如其来的状况打乱了这种生活。先是席卷全球的金融风暴来临，我的工作受到影响，业务指标完不成，无法站稳脚跟；接着又得知母亲病重，10年前罹患乳腺癌，如今癌细胞转移，已经无法手术。为了陪母亲看病，我向公司申请停薪留职3个月。此刻的我，深深感受到一种有劲儿却使不上的无助感。难道生命总是这样顾此失彼吗？原本清晰的目标模糊了，我的生活和生命将走向何方？

你执着于什么，什么就会成为你的功课。唯有当你释然，能够提得起、放得下的时候，才能获得那份从容和淡定。这是数年之后我从不断反思中感悟到的。

我和姐姐带着母亲奔走于北京各大肿瘤医疗机构。经过反复考虑，一家人最终做出了艰难的抉择：放弃西医治疗，选择保守维持，陪母亲回老家，走好最后一段路。

接下来的那个秋天，我在老家一边照顾母亲，一边整理自己的心情。身边有些人不理解，为什么我在北京发展多年，现在却游手好闲地待在老家。他们脸上疑惑的表情让我心绪烦乱，"身静心不静"，什么事情也干不了。

就在这个时候，一个偶然的机缘让我接触到了萨提亚。

因为父亲患有抑郁症，我返回北京后，拜访了"中国萨提亚学习中心"。一番沟通后，中心的老师对我说："既然你来了，你就参加学习吧！"当时，我心里不太能接受："是我父亲生病，干吗让我上课？"但因为没有找新工作，我又是那种不允许自己闲下来的人，就抱着试试看的心理参加了沈明莹老师的个人成长工作坊。

这是我第一次参加工作坊，一共8天，分两次进行。在第一次学习中，老师的一段话给我留下了深刻印象："你无法改变他人，只能通过改变自己来影响他人。"过去，我总觉得母亲太倔强，独自承担了许多生活重担，以致身患绝症；而父亲太软弱，面对压力，陷入了焦虑和抑郁。我试图改变他们的想法和生活方式，但仅靠外部压力根本起不到什么作用，他们依然我行我素，同时把我也卷入了负面情绪之中。

从那时起，我开始了自我改造和蜕变。是的，我是一切的根源。我唯一能做的就是改变自身，放下对他人的期待和苛求。放过别人，就是放过自己啊！

萨提亚课程完全是体验式的，这对于我这样习惯于逻辑思维的人来说，是有一定困难的。老师总是引导我："你此刻的感受如何？"我很茫然——我没有感受！什么是感受？感受有什么用？谁会在乎我的感受？大家不都是在隐藏自己的感受吗？记得小时候，妈妈总对我说："哭有什么用？有本事做出来给人看呀！"

面对死亡，母亲心如止水，她走得平静而有尊严。尽管我做好了失去至亲的思想准备，但当这一刻真正到来的时候，我才发现自己的身体被掏空、心在流血——我其实没那么坚强。该如何面对哀伤？我们不能像处理事情那样去处理哀伤，因为它是一种情绪、情感，是一种充满整个身心和宇宙空间的能量。

带着挥之不去的哀伤，我又返回了北京，陪伴患有抑郁症的父亲。

一切都是最好的安排。返回北京的第二周就是萨提亚课程的第二阶。现在想来，我感谢上天的精心安排，母亲在两次课程中间离开，她通过临终的示现，领我走上了这条个人成长之路。

在最后一堂课上，按照惯例是要现场进行个案处理的，即团体治疗。老师选择了我。我走到教室中间，在老师的带领下打开了尘封已久的情感闸门，悲伤、眷恋、关爱、痛苦、怨恨、失落、绝望……如洪水般倾泻出来。

这些情感，是我过去不愿或者不敢触碰的，而在现场，我带着它们和母亲、父亲、老公、孩子（由现场其他学员扮演的身份角色）逐一对话。这些话发自于我的内心深处，而不是经过深思熟虑，因为此刻，我的头脑中一片空白。在这种状态下处理情绪，简直太不可思议了！在某一瞬间，我和我的"感受"们拥抱在一起，它们都是我生命中不可分割的部分，不需要特别处理，只要知道它们在这里，用觉察关照着它们，就一切安好……

母亲去世快5年了。在人生的两万多天中，这是一个不大不小的比例。如果把生命比作一部电影，那么这5年就是影片中最值得回味的片段。3000多个日日夜夜，没有哪一天不是在变化中度过的。我机缘巧合地接触到了萨提亚，重新开始未来的职业道路。工作、学习、冥想、反思，我感受到成长带来的喜悦和力量—— 一种"由内而外"散发的力量。我此时的一份淡然、一份坚守，正是来源于这种力量。

改变，从外到内 淑莉

从外在"强大"到内在"稚嫩"

阳光依旧灿烂，但夏日已经过去。拧开水龙头，当微凉的水滑过掌缝时，我蓦地感知到季节的微妙变化。一连串的"悸动"涌向我的内在冰山[1]，就是这么不经意的觉察啊，让人感知到存在！当感知流淌过观点层面时，疑问产生了：我是在为夏日匆匆而过抱憾呢，还是在为寒冷的到来提前焦虑呢？

不知从何时起，我变得如此细腻，关注自己、他人、情景之间的互动关系。在这之前的很久，我都只看到外在的变化，而很少花时间看看自己内在的渴望。或许因为在期待层面停留得太久，我看不到完整的自己，更看不清这一切的发生。直到

---

1 内在冰山：在萨提亚模式中，用"内在冰山"来隐喻人们外显的行为和内敛的心路历程。

2009年，我走进了萨提亚课堂。

回顾过去，大多数时间我都活在追求与期待之中，以为这些就是自己存在的意义。很多的信念，比如必须努力成功、一定要让家人幸福等，把我重重限制起来，驱使我不停向前。当一个目标达成时，还来不及庆祝就急着奔向了下一站；而当期待落空时，愤怒、无力感如同洪流一般冲蚀着自我价值。我无暇关注自己内心真正渴望的是什么，要么通过一个又一个的目标来证明自己，要么死死抓住未满足的期待变成一个偏执狂。

回顾童年，我出生在一个多子女家庭中，排行第三。母亲一直盼望"生个儿子"，大姐、二姐的出生让她的期待落空，我亦未能使她如愿。虽然未曾追问过男孩对于母亲与家族的意义，但我却在无意识中试图去满足她的期待。小时候的我，从衣着打扮到性格行为都像极了男孩，这似乎是在圆梦：我要担负起男子汉的责任，改变整个家族的命运，荣耀门楣，不让父母失望。所以，我从小就坚定了一个信念：要比男孩更强！

如今的我，回首时更多了一份欣喜。我已然由外在的"强大"变成内在的"稚嫩"。瞧，成长是一件多么美好的事情！

从外在"清闲"到内在"忙碌"

2010年，我开始从事萨提亚模式的咨询培训工作，当时并不知道这份工作能否养活自己，也不知道自己能否在这个行业中有所成就。一切都没有把握，我只是选择了倾听自己内心的声音。

两年过去了，2012年，我收到了成长道路上的又一份大礼，只是礼物的形式有些出人意料。我没能像预期的那样被选拔参加中国首届萨提亚导师培训班，只是12个候补人选之一。这让我感到失落和无助，内在的评判不停煎熬着我，不仅仅是别人怎么看我的问题，更重要的是我下一步要走向哪里。本来，我是期待成为导师，开展并运营心理工作室的，现在什么都没有了！

就像走进了死胡同，走到了悬崖边，我体验到35年来从未体验过的绝望的滋味。

这个时候，我的耳边充满了各种声音，其中一个声音给了我力量——"和你的问题待一会儿"，这是贝曼老师说的，我清楚这句话在治疗时的作用，它可以触发来访者的内在，瞬间拨云见雾。当然，我也清楚真正起作用的原因是来访者的内在渴望和自我被滋养。那么，我要怎么用这种方式来自我疗愈呢？

"停下来，想一想，等一等，看一看"，这句话的重大意义在于给自己喘息和审视的机会，不焦灼，不变成愤怒的公牛。

"你想要的，你没得到！"是的，接纳未满足的期待吧！如果说我之前都活在期待之中，那么此刻就让我活在接纳之中吧！

还有"不安"。很多观点层面的冲击都来自于不安。比如，我的内在有一种声音："你才三十几岁的人，却过着五十几岁的生活，应该出去工作""你不擅长这个领域，应该回到自己熟悉的领域之中""一定要有阶段性的目标和计划，挑战并达成目标，以拥有高职位、高薪酬和别人羡慕的眼光"。但同时也有另一种声音："不是不工作，我只是想做自己愿意做的工作""不是缺少目标，我只是在寻找活着的目标"。生活对于我来说，不仅仅是工作、赚钱、养家，还有另一层意义，那就是感知自我、体验人在宇宙（或世界上）的那份存在感。我允许自己去体验所有的感受、观点、期待、渴望和自我！我将运用自己的方式去助人、去慈悲、去喜乐。我选择幸福地活着，活出萨提亚模式，活出闪耀的生命力。

我就在这种状态中成长着，外在看上去无所事事，内在却变得忙碌起来。坐在工作室里，我每天都要做这么几件事：静心、读书、画冰山、练习冰山问句。也就是在这段时间内，我画了四本冰山日记，对冰山系统的运用更加自如。每个周末，我等待参加沙龙的朋友们的到来，和他们一起分享自己的担心、期待、接纳等。有时候，我会约见一两位来访者，实践萨提亚改变性治疗的相关技术，偶尔也会做一些公益演讲。

带着对萨提亚模式的热爱，我用这样的方式一点点地影响着这个世界，也逐渐找到了自己的价值和力量。我深知自己是这个世界的一部分，当我活在和谐一致的状态中时，就是活出了萨提亚模式，活出了闪耀的生命力！

从外在"存在"到内在"闪耀"

"当我坐在咨询室里的时候，有种天生就是做这行的喜悦，很微妙！每当和人们分享自己的成长历程时，我都感到无比富足！"

透过这句话，你一定能体验到我的喜悦，还有深深的感激。感激自己先天和后天的部分，让我成为今天的我；感激在过去和现在，我得到过无数人的帮助与支持；感激引领我走进萨提亚模式的导师们；感激愿意接纳我用萨提亚模式帮助其成长和经营家庭的朋友们。

未能进入导师班的经历使我的内在发生了质的改变，促使我在自己身上运用萨提亚模式。当我把这段经历当作一个学习的机会时，成长道路上的另一扇大门向我打开了。2011年，我进入了贝曼课程的助教导师团队，至今都在和老师一起学习成长，无论是培训治疗师的专业班，还是个人成长工作坊，在每次的教学中我都能收获成长。我特别喜欢萨提亚模式中互为师长的教学方式，也喜欢治疗师运用自我。在五年的时间里，我完成了治疗师课程的学习和50多位来访者报告，通过与贝曼老师"一对一"的考试取得了萨提亚认证治疗师的资格，在城市中主导不同的萨提亚模式工作坊、成长团体和家庭治疗，帮助更多人拥有更好的自尊、更多的选择，自我负责和谐一致。

"你是谁？你想要什么？你生命的意义是什么？"现在的我不会再为答案而苦恼，因为我了悟到语言背后的意义，它们不是答案，而是内在体验。通过"你是谁"来核查自己的内在冰山；通过"你想要什么"来关照自己未满足的期待；通过"你生命的意义是什么"来自我探索，如此就能实现自己、他人和情境的和谐。我喜欢生命和生命的"互动"，喜欢见证家庭治疗改变的"可能"，喜欢看到人的成长！"你没有的东西，你永远也给不了别人"，我力求保持自身"一致性"的存在状态，当我活在内在和谐和宁静中时，我体会到"你就是世界，世界就是你"。

不做幸福的旁观者　　蓝山

我的对面坐着一位近80岁的老人——约翰·贝曼老师。他舒服地靠着坐椅，一只手拿着麦克风，另一只手托着腮，眼神充满了慈悲。一切都显得那么安然，带给我一种久违的熟悉感。

贝曼老师曾问过我三个问题：

"当你的生命即将终结时，你能回答我是谁、我想要什么吗？"

"你生命的意图是什么？"

"你的三个正向积极的品质是什么？"

听到这三个问题时，我的眼泪流了下来。我带着这三个问题努力生活，无论是否有明确的答案，它们始终伴随着我的生命。

工作坊中的一个早晨，我第一次问贝曼老师："在冥想过程中，我发现自己不会自我欣赏，也不会欣赏别人，这是为什么？当我往冥想中注入'宽恕'时，我发现自己无法宽恕自己，这是为什么？"

贝曼老师沉思片刻，认真地与我对话："我们认识很久了。你知道吗？每次接触，我都能感觉到你的关怀。可是，你对自己很苛刻。"短短几句话，让我感到深深地被理解，深深地被接纳。

当贝曼老师邀请我做个案明星时，我有些犹豫不决。"我值得占用这个宝贵的资源做一个个案吗？"我一边问自己，一边流泪。这种"不值得"的感觉时常出现在我的头脑中，成为一种思维模式。

我意识到自己需要改变，而机会就在眼前。

第二天，当贝曼老师结束课程离开教室的时候，我冲了出去，坚定地对他说："我想做你的个案明星。"

于是，有了本文第一段中提到的场景。

坐在贝曼老师面前，我不知道他将引我去向何方，只是隐约地觉得，这将是一次重要的心灵对话。

"你准备好了吗？和我一起回家？"他用慈悲的眼神注视着我。

回家？十几年来，我一直努力打拼，为家庭撑起了一片蓝天，可从未想过自己要"回家"——回到心中那个静谧安全的港湾。在那里，不需要以身份角色为要求，不需要以成就为标尺。是啊！这便是我心中最深的渴望。

"如何回去？"我迟疑地问，"我已经很努力地调整自己，为孩子们营造一个幸福快乐的家，可是我自己总是不满意、不快乐。"

在我很小的时候，父母艰难度日，我对自己的要求就是：不要成为添麻烦的人。长大之后，我有了朋友，进入职场，嫁为人妇，无论身份角色如何变化，"不可以添麻烦"的信条却没变。它支持着我不断为别人付出，同时也掩盖了我的无助，弱化了我内心的许多渴望。

"就好像你为孩子们准备了一顿精致的午餐，营养丰富，可是你往上面撒了一点点毒药。"贝曼老师细腻地阅读着我内心的伤痛。

"毒药？！"我惊诧了。

"是的。"贝曼老师认真地说，"你为孩子们做了许多，可是你的不快乐在影响着他们。"

哦……我深深地吐了口气，如梦初醒。

我深爱着老公和孩子们，为了家庭投入自己全部的精力。我以为不添麻烦、全力奉献，就可以给他们带来最大的幸福，然而我忘了，他们希望与我一同享受幸福，一家人一起欢笑、雀跃。

回想以往的生活画面：

我为孩子们制作美食，然后疲倦地看着他们用餐；

我陪孩子们阅读，却无法投入到与他们的幸福对话中；

我陪孩子们出去玩耍，却往耳朵里塞上耳机，站在一旁远远地观望。

一方面，我不辞辛苦地为家人创造幸福，另一方面却置身事外，做一个冷静的旁观者，从未让自己浸泡在幸福中。

"如何能让自己幸福快乐起来？"我带着渴求的目光望着贝曼老师。

"享受每一个当下，"贝曼老师回答道，"放下未满足的期待——那些你童年想从父母那里得到而又没得到的期待——然后好好爱你自己。"

与贝曼老师的对话结束时，我眼前出现了这样的画面：

一位老人牵着一个小女孩走在回家的路上。老人手里拿着一颗棒棒糖，问小女孩："你吃过棒棒糖吗？"

"我知道糖是甜的。我吃过苹果，苹果也是甜的。还吃过香蕉、巧克力，它们都是甜的。"小女孩自豪地回答。

"那你吃过糖吗？"老人继续追问。

"糖？！我把糖给别人吃过……我需要吃糖吗？"

"是啊，你要亲口尝尝糖的味道吗？"

"我从没想过自己要吃这颗糖，不过——我应该尝尝吧……"

小女孩接过老人手里的棒棒糖，舔了舔。她已经决定，要亲口品尝这颗幸福快乐的糖。

我讲了上面这个故事，告诉贝曼老师我的收获。当我感受到"幸福"时，我的整个身体和心灵都发生了变化。

回到家中，孩子们扑过来，给了我一个大大的拥抱。我亲吻他们时，感动得热泪盈眶。孩子们兴奋地告诉我今天发生的事情，他们的脸上洋溢着兴奋、快乐和幸福。这时，老公慢慢走过来，温柔地问："累了吧？吃饭喽！"我伸出双手，无言地拥抱着老公，感受着他那厚实而又稳定的爱。

这样的家庭场景，每天都在发生。

现在，我真正将"爱的感觉"纳入心中，全心投入到与孩子们和老公的互动中。我将自己置身于他们的故事中、欢喜烦恼中，感受着"他们的感受"，也体验着"我的幸福"。不做幸福的旁观者，做一个幸福的体验者。

扬帆吧，生命之船　　怡然

从2013年5月23日到9月11日，看似无足轻重的110天，却成为我生命长河中一个重要的阶段。此刻，我的感觉、我的心是真实的，而在此之前，我只是在替别人活。替谁呢？可能是父亲、母亲，也可能是另一个自己。学习了萨提亚模式之后，我感受到自己有很多变化，这些变化虽然细碎，但又有关联。

痴迷阅读

读书读到如饥似渴，这是我在36岁之前从未有过的体验。当我还是个孩子的时候，就常常与书为伴，一直读到23岁，拿到文学硕士文凭。尽管如此，我并不是一个真正意义上"爱读书"的人，更谈不上对读书"上瘾"。毕业后，我无法逼着自己看完任何一本书，甚至想卖掉所有学生时代的书，因为觉得自己再也不需要它们了。

然而，从学习"心父母"课程之后，我便开始一本接一本地读书。当我用心抚摸那些文字，慢慢体会其中的韵味时，我感受到自己内心的宁静与喜悦。现在无论走到哪里，我都会在包里放上一本书，有空就拿出来看看。对于自己喜欢的书，我甚至会买上两本，一本放在家里，一本放在公司，我希望在任何时刻都能阅读，这会带给我极大的满足感。

真正懂得爱女儿

从女儿出生的那一刻起，我对她的爱与日俱增。但是，真正懂得爱女儿，却是在学习萨提亚模式之后。

现在，尽管女儿还小，但我相信，她一定已经感受到我这份无可替代的爱了。假如她有如我一般的表达能力，我想，她或许会这么写我：

> 妈妈从我出生那一刻就爱着我，为我提供她所能提供的最好的一切。她无时无刻不在关注着我。
>
> 妈妈很严厉，当我偶尔不按照她的意思去做时，她可能会打我。但是我知道，妈妈是爱我的，她希望我从小养成好习惯。
>
> 以前，妈妈用爱把我紧紧包围着，有时候，我感到喘不过气来，想要挣脱。但是现在，我发现妈妈变了。有一天，她对我说："暖暖，妈妈对不起你！妈妈告诉你，从今天开始，妈妈让你自由，让你有选择，我会永远和你在一起。"她说的时候，眼里噙着泪水。
>
> 从那一天起，我早上起床不再被催醒，而是被妈妈的亲吻、各种故事、音乐和游戏唤醒。我一边听妈妈讲故事，一边穿好衣服。不想梳辫子出门也没关系，我可以以自己觉得舒服的样子去幼儿园。路上，妈妈不再忙着打电话，而是陪我唱唱歌、说说话。
>
> 我很开心自己有了选择。妈妈告诉我，很多事情我都可以自己决定，但是一旦决定了，就要自己承担后果。她

打了一个比方——这就像玩玩具，如果只玩不收拾，那么下次就不能继续玩了。

碰到不开心的事情，我可以尽情地哭，妈妈不会再指责我了。犯了错误也不怕，因为我知道无论怎样都会有妈妈陪着我。我的心里装着稳稳的安全感，再也不会孤单了。

与老公坦诚相待

我一直认为生命中最爱的人是老公，到现在，这种感觉更甚。但同时，我对老公的行为在变，心理也在变。如果把以前的爱比作清水，洒在老公身上顷刻间就会消失，那么现在的爱依旧纯清，只不过不会消失，而是慢慢在他身上流淌。

以前，我从不对老公说"不"，有时候为了让他满意，我甚至会欺骗——把事情说成我所认为的能让他满意的样子。我知道这么做是因为缺乏安全感，希望他能更爱我。而现在，我学会了拒绝，懂得该如何表达自己真实的感受和想法。

有一次，我告诉老公我要去上课，3天不在家，请他理解。他自然不高兴，说我不顾家，说婆婆周一到周五一直累着，到周末也不能歇一歇了，说女儿一周都没跟妈妈在一起了，说他自己还生着病……我听着他的话，对婆婆心怀愧疚，心疼女儿，也理解他。但是，我依然请他支持我，并告诉他，如果实在希望我留下，我可以不去上课。听完我的话，老公默许了我的决定，我很平静地对他说了声"谢谢"。

课程结束的那天晚上，我早早打车回家，结果天意不遂人愿，一路上拥堵异常，本来半小时的路程，我花了3个小时才到家。进了家门，我先来到婆婆房间，因为心里愧疚了3天。接着看望女儿，女儿一脸高兴的样子。我发现她没有洗头发，想让她洗干净了再睡觉，她不愿意。于是，我放弃了

"定期洗头"的想法，任由她躺在床上，和她一起讲故事。等女儿睡着了，我来到老公身边，真诚地对他说："路上很堵，所以我回来晚了。谢谢你的支持！这几天课上得很顺心，很值得。"他只说了一句："不用跟我说了，你觉得这些课对你重要就行了。"那一刻，我理解了他的不情愿、对我的埋怨，但我想他同样也感受到了我的感谢，这就足够了。

接受自己的不完美

过去的我，总是对自己不满意，经常从心底里感觉自己不够好，不是自己想要的样子。

我喜欢打扮，但这种打扮是基于别人的好恶，而不是自己心里的标准。比如，我喜欢清纯的装束，外表却打扮得成熟干练；喜欢嫩白的肌肤，偏偏自己又不够白皙；喜欢说话如流水一般轻轻柔柔，可一张嘴就发出铿锵有力的声音……

慢慢地，变化从内心开始，一点点出现了。我开始喜欢自己，按照自己的喜好来打扮。每天清晨起来，我都会静坐半小时，关爱自己，从每个器官、每个关节，直到我的皮肤、呼吸。遇到事情，我会听从自己内心的决定，而不是用头脑中"贤妻良母"的标准来衡量。几个月下来，我最大的变化就是能够接受自己的不完美了——我是个平凡的人，应该说出自己的真实所想，但同时考虑情境和他人。

我想，我就像一个新舵手，驾驶着生命之船刚刚起航。我的运气很好，船开得很快、很顺畅。在航行时，爱充满了我的心脏，让我感到安全感十足。我知道，自己将是一个远征者，面对未来的考验，我已经做好了准备。

下面是我的一段成长感悟，与大家一起分享：

我们生命中的每个人，爱我们的、恨我们的、我们爱的、我们恨的，都是命中注定与我们相遇的，没有谁的出现是偶然的。

也许，你心里一直恨着一个人，他对你做了你认为是"不可饶恕"的事情。但是，有一天你会发现，那些事其实是上天安排好的挑战，他只是恰巧在那个时间、那个地点做了那些事而已。当你释怀的那一刻，你就已经放下了过去，有机会活出一个全新的自己。

在这个世界上，我们最不能放下、最应该抓紧的是自己。为了自己，我们要学会真实地生活，听从内心的指示。只有好好爱自己，我们才有力量去爱最爱的人，去做最想做的事。

放下该放下的，心疼该心疼的，享受该享受的。也许你会发现，自己根本不像想象中那么强大和完美，但这才是真正的自己，而不是戴着面具的自己。当你接纳了这一切，你就开始真实了。

爱人先爱己　　　范海鸿

2007年夏天，我第一次参加萨提亚个人成长课。开课之前，蔡敏莉老师让所有学员写一份自我介绍，包括成长经历以及参加课程的目的。我，一个标准的学霸，对待作业毫不含糊：哪里人、哪里长大、哪里上学、做什么工作……上课的目的也很明确：和身边的人搞好关系。

课堂上，我正在侃侃而谈时，蔡老师打断了我："我们不想听你讲这些事实和历史，那都是头脑里的东西。说说你的感受。"我当时就愣住了：搞好人际关系是我真心所想，难道不是感受吗？蔡老师启发道："我刚才打断你的时候，你觉得怎样？"说实话，我真没觉得怎样，使劲想了想，说："好像有点吃惊吧？"蔡老师继续问："那你的身体哪部分有反应？有什么反应？"我又愣住了，完全不懂蔡老师的意思。

第二天，蔡老师让几位学员谈谈自己的困惑，我也发言了。我认真地分享了自己的想法：是不是因为××，对方才不能理解我，所以我需要××，才能消除误会……没想到，蔡老师又打断了我。我问其他学员，是不是自己说错了什么，他们说："你说的，我们听不太懂。"大家坦诚的态度感染了我，我很好奇问题究竟出在哪里。

于是，在接下来的两天学习里，我选择沉默和倾听。听着听着，我渐渐感到呼吸吃力，胸口憋得慌，需要大口大口地喘气。就在这时，我真切地感受到了自己的心：它在紧缩、起伏，在释放压力——它想哭！

倾听和陪伴为我打开了另一扇门，让我感觉身边的人都很亲近，所有的困惑和伤悲、渴望和诉求都是一体的，我大口吸气，似乎就是要把它们都纳入怀中。在课程结束的当晚，我写下这么一句话："我的心到现在还揪得紧紧的，今天一整天都在不由自主地深呼吸，吸气，然后长长地吐出。我知道，身体正在以这种方式告诉我：恭喜你，你刚刚找回了你的心，你终于感受到了它的存在。"

蔡老师说："腹部是人的重心。失去重心，我们就是身心分离的状态。我们没有生活在自己的内在里，会头疼脑涨。所以需要时不时静一静，冥想、运动、感受自己的身体，与自己相处。"接纳自己，爱自己的第一步，就是学会呼吸。了解并珍视自己的感受，打开心扉，是爱自己的第二步。

我原想学习与人沟通的独门秘诀，现在才知道，其实没有什么有效沟通三步法、五步法，只有爱自己的人，才会洞察和理解别人的感受，才会去爱。

有一次，我和身边一位学员分享，说自己太理性，感性不足。她说："理性没什么不好的，等感性修好了，你不是什么都有了吗？你会格外强的。"对啊，理性是真实的我的一部分，如果没有敏锐的思辨能力，我如何能从读过的书籍中、从生活方方面面，领悟到萨提亚核心理念？如何能快速地自我成长？我应该接纳完整的自己。从接纳的那一刻开始，我就踏上了通往内在的旅途。

　　距离第一次上萨提亚课已经八年多了。在这八年多的时间里，我几次重返课堂，每次都有很多收获，也结识了许多知心好友。在人际交往方面，我感到最大的变化就是衡量关系的标杆变了：不再是这个人的背景学识、职位工作、聪明程度等，而是他与自己的心有多近，他是否能接纳自己的一切，是否生活在表里一致的真实坦荡当中。

　　如果有机会再上一次萨提亚课，再在学员们面前介绍自己，我会说：我是一个不断成长的人，我时时觉察内心的种种情绪，以及情绪背后的需求和脆弱。我接纳自己，也愿意滋养身边的所有人。虽然这不容易，但我一直在感恩前行。

每一次丧失都是成长的契机

王俊华

今天的课程是处理丧失。

每个人拿出一张大纸，画一条长长的线，起点是自己的生日，终点是现在。然后，在相应的年份标出自认为重要的丧失：亲人、重要他人、健康、工作、情感、宠物等。

偌大的教室安静下来，大家的表情变得凝重，有的人眉头紧锁，有的人闭上了眼睛。所有人都像进入了时空隧道，试探着去触碰自己过往的悲伤和恐惧。于是，开始有人叹气、颤抖、抽泣……我们的生活充满了各种各样的丧失，谁都逃不掉。

在丧失线的中间，我画了一个黑洞。我写下的第一个丧失是：自己！

得出这个结论时，连我自己都感到震惊，但又不得不承认。

大学毕业后，我在小县城的一所中学教书，我知道自己想要的未来并不在那里。曾经有一段恋情伤透了我的心，我不知道何处才是感情的归宿。我感觉自己就像一只雄鹰，本以为能鹏程万里，却不想还没起飞就折断了双翅！我还有飞翔的能力吗？

像一个可怜的受害者，我抱怨过，记恨过，最后才发现，造成这一切的原来是自己——我把自己弄丢了！从顿悟的那一刻开始，我决定重新寻找自己：找到自己的价值，找到情感的归宿，找到自己的方向。

你找到你，别人才能找到你。

在"丧失"的黑洞里，还有许多其他的节点。它们影响着我生活的方方面面，最终成为我生命中的一个个转折点、成长点。

我失去了至亲的奶奶，从中学到了对生命的珍惜和爱，爱父母、孩子、老公、自己和其他所有生命。我还学会了放手，让奶奶的灵魂获得自由，把爱记在我心底——"我爱你，而不抓住你"。

生活中有一些丧失是无法挽回的，比如友谊。它教会我接纳、允许，我只需要为自己的期待负责。还有一些丧失是注定的，比如时间、精力等，它们让我懂得了"有限"。

老师让我们找同伴，对他讲讲自己最重要的五个"丧失"，谈谈这些"丧失"的意义或价值，带给自己怎样的影响和改变。如果没有，那么是什么阻挡了我们？我们在等什么，或者想抓住什么？到现在为止，我们怎样应对和调整？

我们的内心都有痛楚的伤痕、尘封多年的秘密。当大家都把恐惧抛在身后，勇敢面对这些"丧失"时，才明白：有些失去只关乎事情的合适与否，而与我们的自我价值无关。"放下那些不再适宜的东西，尊重我们所拥有的，增添我们想要而尚未拥有的——这就是生命的过程。"想着这句话，我感到心中结冻的冰块开始融化，不敢触碰的内心慢慢变得轻盈。

一个不算熟悉的同伴用期待的眼神向我发出邀请：我很信任你、欣赏你，我愿意敞开心扉，邀请你陪我一起去看看内心深处的伤痛，好吗？

我心生感动，决定把顾虑抛在一边，倾听她、陪伴她、支持她，做一个值得信任的人。

事实证明，当你把信任交给一个人，你就会找到一个值得你信任的人！

也许，谁都需要被听到。

我的同伴抑制不住感动，张开双臂拥抱我："亲爱的，你知道吗？我原以为碰上某些事情是会死人的，可我碰上了，不但没有死，而且活得更好！你说，这是不是生命的礼物？"

是啊！人的生命力就是如此顽强！正像尼采说过："那些杀不死我的东西，只会让我变得更强。"即使是一个打碎的花瓶，如果我们能把碎片重新组合，就会看到美丽的马赛克图案。

再看那条丧失线，我感慨万千。原来，生命赐予的礼物可以是让我们痛、让我们苦、让我们哭的形式！原来，每一次丧失都是成长的契机！我们可以在爱中面对丧失，在快乐中纪念失去！

遇见真实的我　　　许巧枝

"我"是谁

两年前，我在工作和家庭生活中处处碰壁。

我是一名教师，三尺讲台，一支粉笔，视教书育人为使命。可是不知从何时起，我发现自己变了：在面对顽劣的学生和潦草的作业时，变得心浮气躁；大约是因为被评为"骨干教师"之后的压力吧，我开始特别在意别人的态度，有时候同事应声儿慢了一点，或者语气不够和缓，我心里都会不舒服，嗓门大了，语气生硬了，话也难听了。终于有一天，一位同事拍着桌子质问我："你是谁呀？！"

有一次，学校要我做一节研讨课。想起这些年来，自己都是在挑剔其他老师讲课的毛病，如今轮到我了，要接受一百多位同行的评点，更有市教研室的专家前来参观，我感到压力很大，为此烦躁了两个多星期，根本没有心思备课。

这段时间正好赶上母亲来看我，我无心给她做饭，反倒让她为了我忙忙碌碌的。不久，二姐来看母亲，我呢？把卧室门一关，不闻不问。"讲一节课至于这样吗？"上高二的女儿流着泪问我，"你以为自己是谁呀？！"

在众多姐妹当中，我的经济条件相对好些，给父母的钱也比她们多一些。或许因为这个吧，我似乎觉得自己有资本了，跟姐妹们说话也呼来喝去的——"老四，你怎么这么懒！""老五，这事儿都是你的责任！""二姐，过几天你把妈的被子洗洗吧！""大姐，这段时间你都没有来看妈，你就那么忙吗？"大姐忍无可忍地教训我："你算老几呀？！"

是啊！我弄不清楚自己是谁、此刻在哪里、要去哪里……我的世界乱了，明明付出了许多，却是这样的结果！

2013年9月，我参加了郑州市中原区教师"自我关爱，幸福生活"工作坊。在萨提亚课堂上，老师让学员们两两结伴，双手相握，闭上眼睛和嘴巴，伴随轻柔的音乐进入完全放松的冥想状态。带着一份好奇，我第一次对自己这几十年的生命状态有了静静的探索。至今，那几句冥想词还印在我心里："我就是这个样子。我喜欢自己现在这个样子，也请你接受我现在这个样子。"

我明白了：这个"我"，不是教师、女儿、母亲等角色，而是"我"这个生命本身。找到了这个"我"，就能时刻站在恰当的位置上，努力过好每一个当下——研讨课，全力以赴地准备，心平气和地与老师们分享教学设计的初衷和收获；在家里，和女儿一起学习、做饭，其乐融融；回到老家，心甘情愿地做回爹娘眼里那个会用土灶烧饭的丫头……

每隔两三个月，当我敏感地觉察到自己有问题的时候，都会拿起"我是谁"这个工具，对内在进行觉察。我感觉自己走进了一个储藏室，那里有关于我的所有秘密。在那里，我看到了自己多么渴望被尊重、被认可、被理解和被接纳。我是那样地追求完美，但总会有力所不及的地方，现在，我相信自己有能力去改变点什么，哪怕只是一个小小的想法，如果努力了还做不好，就要学会对当下臣服，不抗拒，也不硬撑——努力就好！这样的反思总能让我回归平静，我会生发出许多力量，因为我的心里住进了一位尊贵的客人——自己。和自己在一起，我感觉很踏实，也很宁静，更有一份喜悦。在这种精神状态下，我会有更好的办法、更多的选择去解决问题。

"我"从哪里来

在我的原生家庭[1]里，父亲很暴躁，有时候一家人正吃着饭，他的脾气上来了，会忽然掀翻桌子，把盘碗摔得粉碎。艰难时期，全家只有他一个人吃白面条，他从没舍得给我们姊妹几个挑上一根。他还经常无端打骂母亲，逼得母亲绝过食、离过家……在我心里，对父亲的恨根深蒂固。

萨提亚课堂上，老师教我们制作原生家庭图，用不同的符号代表"父母""自己"和"孩子"，写出各自的出生年月、工作、爱好和结婚年龄等，并各用三个形容词来描述他们的优缺点以及彼此的应对姿态。写到父亲时，我脑子里一下子蹦出一大串形容词：自私、懒惰、固执、凶狠……所有童年时受到的伤害一股脑地冒出来，最后我写下这三个词——暴烈、自私、懒惰。至于优点，我想不出，像他这样的人还有优点吗？我在记忆中艰难地搜索，终于想起来了：有一年春节，他带我们去姥姥家走亲戚，一辆旧自行车前前后后挤着我们姐妹五个，我还骑在他的脖子上，他大声唱着河南豫剧，伸展双臂做出飞翔的姿势，引得我们一阵惊呼。想到这里，我居然露出了一丝笑意。原来，在怨恨之下还埋藏着一丝暖意。最终，我写下了三个词——不受欺负、义气、手巧。

接下来写我自己。勤奋、聪明、善良、勇敢、不服输，但也常常气急败

---

1 原生家庭：指人们从出生到成年前生活的家庭。

坏、不理智、不柔韧。我想，自己身上这些不好的东西都是从父母那里传下来的。老师引导我再想一想：那么好习惯、好品质又是从何而来的呢？我恍然大悟：这也是父母给的！每一个家庭都是一所学校，父母就是孩子的老师。我的缺点固然是受到了父母的不良影响，但却从未仔细想过自己的优点也是他们赐予的。参悟了这一层，我心中的恨意减轻了许多。

最后写我的女儿。她有很多优点：漂亮、温和、善解人意、体贴父母、独立、勤奋；缺点也不少：沉默、自卑、不善家务……作为母亲，我又教会了女儿什么呢？

纵向审视三代人之间的应对姿态时，我感到一阵触电般的痉挛：我和父母之间相互指责，父母指责我，我也指责父母；我和前夫之间也是相互指责；我们指责孩子，而孩子则是沉默隐忍。看到这些，我泪如雨下。家庭模式的复制实在太可怕了！我不能想象，若干年后我的外孙身上的一些东西会让这个链条继续扭曲下去。我必须承担起责任，从现在开始，勇敢地做一个旧的家庭模式的终结者。

再一次审视原生家庭图谱，我终于能够接纳父亲了。在父亲刚懂事的时候，我的爷爷去世了，奶奶带着他改嫁，他被骂做"拖油瓶"，被别人指指戳戳。父亲的童年是在夹缝中求生存啊！这也是他的原生家庭造成的悲剧。

我放下了恨，我充满感激。

"我"拿什么来爱你

小时候窘迫的家庭环境使我下决心要出人头地。因为争强好胜，我在学习和工作中一路领先，这也更坚定了我的生存法则——必须超过别人才可以活得更好。这种想法也直接影响到我对女儿的态度——作为我的孩子，必须在各个方面超过别的孩子。

女儿小升初的时候，奥数只考了3分。一位和我关系不错的数学老师问我："你家姑娘的数学是真的啥也不会吗？也不能只考3分呀？"我气得两腿发软，回家后假装安慰女儿："上初中又不考奥数，把课本里的东西学会就行了。"其实，我心里真想把她狠狠揍一顿！

上了初中，几次考试下来，女儿的数学总在及格线上下徘徊。我再也憋不住了，对她大吼："你考成这样，对得起我起早贪黑给你做的三顿饭吗？入学考试奥数只考了3分，你知不知道？全校老师都知道，丢死人了！"女儿的眼泪"哗"地流出来了，她嘴唇哆嗦着说："我早就知道……你在装，我就是想看看……你能装多久，你还不如打我一顿呢……"接下来的两个星期，原本平静的家因为女儿的沉默，变成了一座冰窖……

在萨提亚心理培训课上，我发现了自己的问题：压力之下，我的应对姿态总是内外不一致——内心"指责"，外在却趋于"讨好"。这种不和谐使我始终不能直面孩子的问题，既想让她有所改进，又不能给她具体可行的方法；既想刺激她奋发图强，又怕她受到伤害。我的"装"和"忍"使她内心缺少了信任和支持，我的"指责"又降低了她的自尊和期待，她只好独自在泥沼中无力地挣扎……

萨提亚倡导的一致性表达是遵从内心的声音，只要坚持，奇迹就会发生。如果说最初的实践只是心血来潮，那么持久的坚持则需要挑战自我、接纳一切的勇气和诚意。而我，坚持下来了，奇迹也真的发生了！

高二暑假前的一天晚上，女儿下了晚自习给我打电话，说电动车坏了，要我去接她。我见到女儿时，车子好好的，而她脸上被风吹干的泪痕清晰可见。女儿告诉我，这次期末考试她从年级前20名一下子跌到了100名。我一下子明白了，女儿是因为这个才不敢回家的，她不知道该怎么面对我。

我想：现在孩子最需要的就是我能分担她的痛苦，我一定要站在她身边支持她，无论考试成绩如何，我都能接受，因为她已经尽力了。我心疼地捋了捋女儿额前的乱发，轻轻地把她拥在怀里。

她平静下来后，不好意思地对我说："我哭过了。"

"你现在心情怎么样？"我问。

"高二这一年我都在一步步前进，从年级189名进到前20名。该升高三了，却跌得这么狠，我怕自己再也学不好了！想想都对不起你！"

女儿的坦白使我少了许多担心，至少她不再压抑自己的负面情绪了。我说："这么晚了，你一个人站在马路边哭，叫妈妈多心疼啊！我的学生考不好，我也会觉得很自责。咱们先回家吃点东西。"她舒了一口气，说："妈妈，回到家你帮我分析一下我存在的问题吧，我还想再努力一下。"

回到家，我不带任何情绪地跟女儿谈了几点看法，接着又和她一起梳理了自身的优势，比如有明确的学习目标、踏实勤奋等，最后告诉她："以后无论遇到什么事，想哭就哭，不要忍着。把情绪当作尊贵的客人，接受它，请它走进你的心灵里看一看，在你的软床上坐一坐、躺一躺，听听它给你带来了什么信息。过一会儿它就会走的，你友好地跟它告别，把它带来的有用信息梳理一下，今后就可以把事情一点点做好。"

女儿破涕为笑，她眨了眨哭得红肿的眼睛，郑重地拍了拍我的肩膀，对我说："你是个好妈妈！"

在冥想中放下　　　郭慧兰

　　工作坊中，安娜老师讲到了改变的动力，她把姓名牌上的吊绳当作鞭子，不停"抽打"一位学员，让她前进、前进……这一幕让我突然意识到：这几年来，我靠自己内心的动力去工作、生活，我以为摆脱了别人的"鞭子"，但其实只是从别人手里接过了"鞭子"，在用力地抽打自己。我第一次真切地感受到对自己的苛刻，以及由此带来的痛与累。

独自扛起公司

　　这一年多来，病痛常常折磨着我。我的颈部和肩部肌肉总是硬梆梆的，每一次转头都要特别小心，稍不留意就会"咔嚓"一下，按摩、锻炼、休息都不顶用。怎么会这样？是身体想告诉我什么吗？我开始冥想，调整好呼吸，慢慢地把注意力引导到颈肩部，静静感受那种僵硬和酸胀，用关注去抚慰它，用心灵与它沟通。不知过了多久，我的面前呈现出一幅惊人的画面：我独自一个人，双肩上扛着公司，一步一步艰难地走着。

两年前，我受命成立新部门，在公司变革和发展的过程中担负起更大的责任：致力于团队建设、培养新员工等。对于自己在公司的位置，我也有过觉察和调整，然而当这一幅画面出现时，我才恍然大悟：原来自己潜意识里的状态从未改变过，我就是这么独自"扛着"公司，并且一扛就扛了两年！我很难放下对同事的评判，其中包含有不少指责和愤怒；我希望公司发展，可一想到发展计划时又充满了焦虑，感觉自己很累，想要逃离。

觉察到此，我的泪水奔涌而出，随之喷发的是积压已久的愤怒：有对老板的，也有对同事的；有平时留意到的，也有从未觉察的……愤怒过后，我感到委屈、疲惫，对长期压抑自己、疏于照顾自己满怀心疼和歉意。

待一切归于平静时，我问自己："现在是不是可以把这些放下了？""不！不能！"内在传来清晰而坚定的声音，连我自己也吓了一大跳。这是为什么？因为这些代表了我的价值啊！放下就是不负责任，我一直这么努力才得到了别人的认可，如果这个时候放下，别人会怎么看我？那就继续扛着吗？也不行，我实在是太累了。一边是自我价值的呐喊，一边是不堪重负的呻吟，我感觉自己在痛苦而徒劳地挣扎，无力做出选择。

不知僵持了多久，另一个画面突然闯进我的脑海：在一次高管团队的教练活动中，几个成员手拉手围成一个圈，大家彼此是平等的，相互接纳、欣赏、支持，那种温暖和感动让我慢慢平静下来，我意识到：放下，并不会损害别人对自己的认可，更不会损害自我价值。同时，我也觉察到：自己扛着，其中隐含了对伙伴们的不信任。隐藏在冰山里的灰暗一旦曝光，我的内在就得到了解放。说来也奇怪，我脑海中的画面瞬间改变了：一群人在热火朝天地工作，把公司发展得更大、更好，而我是其中的一员，和大家一起轻松、快乐地创造。

冥想结束时，我的颈肩痛一下子减轻了不少，比任何按摩、锻炼都有效。

终于可以歇歇了！

肩负着亲人

一天晚上，我又开始冥想。调整呼吸、关注颈肩部、感受、抚慰、沟通，开场完全一样，但这一次，内在呈现给我一幅新的画面：我的双肩上还扛着很多人！左肩上是我的老公和孩子，右肩上是父母，背后是公公婆婆，而在他们身后，影影绰绰还有很多人，我的哥哥、妹妹……

我被这幅画面震惊了，努力把注意力集中在离自己最近的几位亲人身上，想弄清楚究竟是什么原因让我把他们扛在肩上。内在再次给出了答案：我是想对他们每一个人的快乐负责！一瞬间，我意识到自己承担了本不该承担也承担不起的责任，明白了为什么自己平时对家人既牵挂又抱怨、既关爱又愤怒、既想亲近又想逃离的矛盾心理。

这一次的"放下"比上次更加艰难，因为放下亲人似乎意味着自己的无情无义，只要想一想都会备受良心谴责。泪水无声地滑落，疲惫、内疚静静地流淌出来，对自己的理解和疼惜也流淌出来。我问自己："这样扛着能给他们带来快乐吗？""不能！"内在的回答有点冷，但非常清晰。是的，无论我怎么努力，亲人们快乐与否仍然只能由他们自己负责，我只能提供帮助和支持，更何况我现在疲惫不堪、自顾不暇，又怎么有能力让他们快乐呢？

慢慢地，我接受了这个清晰的现实，只是依旧不知该如何放下亲人。

"你为什么希望他们快乐？"心底的一个声音问。

"因为我爱他们！"这个回答没有一丝犹豫。

"那有没有更好的方式把你的爱传递给他们，而自己又不辛苦？"

果真如此当然好，可是该怎么做呢？长长的沉默中，过去参加工作坊的一个画面给了我指引：父母和孩子站成一圈，都摆出"一致性"[1]的姿态。于是，我也尝试着放下老公和孩子，把我们三个人调整成这样的状态，使每个人都能看见彼此，既相互连接、彼此给予爱和支持，又各自拥有独立的空间。

有了足够的力量后，我再把注意力转向父母。身为人子，要做到与父母既联结又独立并不容易。不过，经过多次尝试，我终于成功了。这时，我觉察到很多人影快速直起了腰，从我的肩头离开。从小形成的讨好模式带给了我"好人缘"，但同时也让我不堪重负。我再次潸然泪下，向酸痛麻木的颈肩道歉，感谢它们，默默地陪伴它们，等待它们原谅……

冥想让我对自己更加了解：像我这样把"责任"看得非常重的人，往往会在有意无意间背负过度。我决定，今后当自己感觉疲惫，想要偷懒或逃离的时候，不再用"鞭子"抽打自己，而是把它当成一个提醒：是不是又背上了不该背的包袱？是不是又对自己过于用力了？是不是又疏忽了对身心的照顾？

---

1 一致性姿态：是一种完满的状态。在这种状态下，自我、他人和情境全都得到了应有的尊重。

放下   周学萍

放下什么呢?

放下一件漂亮的衣服,

因为,

穿着高贵并不代表人也跟着变得高贵。

我可以选择自己喜欢的、舒适的衣服,

并且,

我会负责地考虑这件衣服是否适合环境、场景。

放下一件心爱的首饰,

感谢它陪伴我的那段时光，以及它赋予我的能量。

我允许它去到更适合的地方，

将它的能量给予需要的人，而不被我独自占有。

从它离开我的那一刻起，

我们彼此滋养的关系就变为美好的记忆，

只要我愿意，

记忆永不会消失。

放下一份工作，

当它和我已不再匹配时。

不虚度时光，也不浪费精力，

对于当时的我，那是最好的安排。

正是那些在工作中经历的人和事，

培养了我的坚强和勇敢，

它们陪伴着我，

指引着我找到回家的路。

放下一个人，

当缘分尽了，

彼此在一起分享过的岁月，

就成为生命中永不褪色的片段。

时间总是向前走，我们也要继续向前走。

一路上，

我们学习到让不同的片段相连，

让自己变得更完整。

放下之后呢？

放下之后，

我感到轻松、自由，

这让我有更多的选择，

我的双手不再抓着那些不需要的东西，

可以尽情去做自己喜欢的事情。

我不必再说服自己"应该××才能××"，

我不会再指责别人"我的痛苦都是你造成的"，

我不需要再为了得到而去讨好……

放下之后，

我感受到了爱和力量，

那份执着的能量获得了自由，

它幻化成全然的信任，

流淌在我的生命中，

滋养着我和我的需求。

不必向外渴求什么，

因为我生而富足。

放下之后，

我和自己在一起，

无论悲伤、愤怒还是幸福、喜悦，

我都能看见自己的内在，

也更加愿意去看你的内在。

我接纳自己，就以我现在的样子，

我也接纳你，就以你现在的样子。

我们的沟通、联结和分享，

不再是单纯的外在行为，

而是生命间的往来。

放下之后，

过去的，已不再束缚我，

未来的，也不会使我恐惧。

我只想和当下在一起，

因为此刻是最好的。

在当下的每一刻，

我会用我的全部陪伴自己、也陪伴你……

放下，

是我学习到的和自己共处的能力，

是生活给予我的最好奖赏。

感恩教会我放下的所有过往以及其中的人们！

从容爱自己　　　赵文利

　　"如果没有遇见你，我将会是在哪里……"这是一首老歌，每当我唱起这首歌时就会想到：如果没有遇到萨提亚模式，我的生命又会怎样？

　　2008年，我参加了一个心理学沙龙。当时的我迷茫、孤独、委屈、焦虑、无助，觉得自己不是个好女儿、好妻子、好妈妈，不值得被关注，而只能默默承担更多。我期待自己能做得更好，渴望被爱、被接纳、被欣赏。显而易见，那时的我，自我价值感非常低。

　　2011年4月，我走进了林文采老师的萨提亚专业课堂。

　　林老师说：萨提亚女士认为每一个生命都是一粒种子，带着内在资源和无限的可能性来到这个世界，同时也带着渴望——被爱、被欣赏、被认可、被接纳，而最大的渴望就是活出自己本来的样子。

多么温暖而有力的话语啊！字字句句敲在我的心上。是的，我是好的，是一个有价值的人，拥有独特资源。就像一个受了委屈的孩子被妈妈看到一样，我重新对生活充满了希望。也是从这个时候开始，我一头扎进了萨提亚的学习中。这几年中，我改变了很多，和父母、弟弟的关系改善了，婚姻关系也改善了，是萨提亚模式帮助我走向完整与和谐。

学习拒绝

通过学习，我发现自己从小到大最常用的生存姿态就是讨好，照顾别人、体谅别人，别人比自己重要。为了让别人感觉好，我总是夸奖、赞美、妥协、退让。也因此，我不太会拒绝人，有时候情愿自己委屈点、麻烦点。可是有一天，我学会了果断地说"不"。

那是在我主持的一个活动的过程中，有一个学员一直在宣传她的直销产品，我感到很愤怒，不知道哪儿来的力量，对她说："停！这里是我们学习的场合，不是销售产品的场所，请不要在这里做与学习无关的事情。"说完这些，我感到畅快、舒服。来自心底的力量让我学会了拒绝，这件事也让我看到了自己的改变。我学习着清晰自己的界限，放下讨好，而选择适合的态度。

萨提亚说："我们因为相同而联结，因相异而成长。"我试着去理解这句话的时候，从心底涌出更多对别人的尊重。只要有尊重，拒绝就不会成为我们之间的阻隔。

关于原谅

有一天，我遇到了一个老同学，她热情地招呼我，我也客套地寒暄，但心里却有一道坎儿。

记得中学毕业的那个夏天，我和她商量着批发汽水到校园里卖。因为怕熟人看到，我们特意骑车到很远的一个学校去做生意。卖了一个夏天，总共挣了30元，这在当时算是很大一笔钱了，怎么分呢？女孩子都爱美，我们商量用这笔钱买布做裙子，正好她妈妈是裁缝，可以为我们做。于是，我们一起去商场买了一块很好看的布，请她妈妈做两条裙子。没想到过了一些天，她穿着一件连衣裙来到我家，说是那块布适合做连衣裙，就全给她做了。我当时又委屈又气愤，但什么也没说，只是默默在心里和她生分了。

眼前，她的热情仿佛是在告诉我当年什么也没发生过，但我能原谅她吗？她曾经那么自私地伤害过我。这么多年过去了，我也带着心里的"不原谅"生活了这么多年。猛然间，我听到一个声音："怨恨够了吗？可以放下了吗？"那时的她和我一样爱美，我们都期待裙子，只是她比我更期待，因为太想要而忘记了公平，或许都不曾想过对我造成了伤害。我们太小了，不懂得在照顾自己的同时照顾别人。这件事只是那时的她做的一个选择，并非是她这个人的全部。想到这里，我的心软了下来。当我再想起她的时候，我感受到了当年的友情；当我再看到她的时候，我感受到了她目光里的柔和与关爱。

我学会了原谅，于是试着去原谅身边更多的人和事。在我心里，曾经最大的不原谅是关于婚姻的。几年前，我没有力量去经营这个家，丈夫和孩子都渴望我的爱，而我却只感到压力和受伤，最终只能无奈地选择放弃。离婚后，我最不原谅的是自己，为什么当时不能处理好自己的情绪和生活？当然，除了自责，我也指责前夫不负责任、不是一个好爸爸。回想起那段婚姻，我虽然已经放下了很多，但心里隐隐还有很多"不原谅"。

我觉得，离婚就是不好的、错误的，因为我没做好，丈夫才会离开我。但是，不完整的家庭是对孩子的不负责，而男人就应该承担起责任。我期待能管理自己的情绪，照顾好家人和孩子，也期待他能多陪陪孩子，关心、帮助孩子，做一个负责任的好爸爸。当我没做好、他没做到的时候，我的感受是不原谅自己，也不原谅他。

现在，我试着把原谅带入内心。我仿佛看到了自己，也看到了当时的丈夫，我们都很努力，只是那个时候都已经没有力量面对婚姻了，为了不继续伤害对方，为了更好地生活，我们选择了放弃。这个决定虽然对当时的双方都造成了伤害，但现在看来，那是我们为彼此负责最好的方式了。如今，我们各自的生活都比以前轻松了很多，我开始原谅自己，也原谅他——在我们心中都有没说出的爱，往昔美好共处的一幕幕还在眼前。一切都过去了，美好的和受伤害的，如今都以爱的形式继续存在着。我感受着这份爱，并带着它回到生活中。原来，生命里遇见的每一个人，都是来帮助我们成长的。

为梦想行动

萨提亚模式彻底改变了我的生活，为了能让更多的人走进萨提亚课堂，也为了使自己全心投入到萨提亚学习中，我于2012年开办了工作室，起名为"萨提亚心灵成长教室"。三年多过去了，我的课程给很多朋友带来了改变，每当看到大家分享收获的时候，我就感觉自己又朝梦想——成为萨提亚心灵成长导师——迈近了一步。

然而，每次想起这个梦想，我又有一些紧张。心里似乎有一个声音说："你可以为梦想而努力，去行动吧！"而另一个声音却说："你不够好，你不值得。"我知道，这是童年对我造成的影响——我还和小时候一样，渴望得到父母和别人的认可。小时候的我经常被忽略，同时又被严格要求。父亲常说我傻，我也觉得自己不够好；偶尔有做好的时候，但母亲不欣赏表扬，而是数落我那些没做好的。慢慢地，我变得不敢竞争，害怕失败。有谁会知道，其实我心里是多么想证明自己，得到认可，被欣赏、被关注啊！

当我意识到这些，我便会对自己说："从今天开始，我来做自己的好父母，我来允许自己，疼爱自己！"尽管在生活中经历了那么多创伤，我依然没有放弃努力，我感受到自己的力量，也仿佛看到自己的亲人，其实他们心底也对我充满了信任。在深深的信任之后的，是爱！

爱自己

活到这样一个年龄，我感觉自己从来没有这样从容过，独自面对内心而不害怕。回想从前走过的路，总是忙忙碌碌，没有停歇，因为我曾是那么害怕孤独，害怕被抛弃。几年的时间，萨提亚模式带给我的最大改变就是爱自己。

爱自己，是不断地发现自己的内在，赞赏自己、鼓励自己；

爱自己，是接纳自己，承认自己有时候不够好，真实地面对每一个不同的自己；

爱自己，是不断探寻内在的宝贵资源：敏感、细腻、坚强、勇敢，还有很多的艺术表现力；

爱自己，是倾听自己的梦想，并且为了梦想去行动；

爱自己，是给自己机会，让自己从心底快乐起来，让心中的美丽自由绽放！

我们不可能经由一段没有痛苦的旅程，到达一个喜悦的终点。哪怕前方再孤独，我依旧选择前行。在这个过程中，保持一颗真诚的心，无论最后是否到达目的地，至少我曾经拥有过努力探索的过程。

从完美到真实　　　许阳

4年前，因为老公的骤然离世，儿子又小，我决定辞职照顾家庭。对我来说，这是巨大的转折点，既要面对失去亲人的悲伤和空洞，又要独自面对生活的压力和责任，我对自己说："一定要坚强起来。"

生活中的琐碎没完没了地扑面而来，让我感到疲惫不已。我希望儿子健康幸福地成长，生怕自己的情绪影响到他，只能努力克制，但内心其实已经接近崩溃。尽管如此，孩子还是有很多的抵触和反抗。

我期待儿子爱阅读，想尽各种办法引导他看经典好书，但他却只爱读漫画书。对于很多爱读书的孩子来说，阅读本来是一件美好的事情，但对我儿子却是一个任务。我期待儿子爱运动，经常带他去户外，或者给他报班，这么殚精竭虑地安排、陪伴，不但没有调动儿子的热情，我自己也不满意。任务一个接着一个，生活的快乐在哪里呢？我很茫然。

没有光鲜的工作，没有组织的归宿感，一切让我产生价值感的外在东西都没了，不仅如此，我连在家做个"好妈妈"的感觉也没有。朋友安慰我说："你已经做得很不错了。"可我自己不觉得，心里只有更多的不满意和更大的挫折感。我不断地问自己："我还有什么？我到底是谁？我还能做什么？"

对自己极大的怀疑和不确定感，让我走上了自我探索和成长的道路。萨提亚模式为我打开了一扇窗，我看到窗外人们丰富多彩的生命力，当生命力在关爱和接纳的环境中被滋养时，就会开出美丽的花朵。

贝曼老师在课堂上总是问："你活在什么里面？是活在生命力里面，还是活在观点里，或是情绪里、期待里？"每当生活陷入困境，我就会这样问自己。慢慢地，我找到了自己——那个怀有深深的"我不够好"的情结，同时又不停追求完美的自己。过去的我，努力做个好孩子、好学生、好员工、好母亲，做一个有担当、有能力、有毅力的人。我积极努力地扮演好自己的角色，按照社会的标准，过着父母期待的生活。即使辞职在家，没有了工作规条的约束，但外在的标准和期待早已内化成我头脑中很多的"应该"：应该成为一个好妈妈、应该以身作则、应该做有价值的事、应该坚强……在这些"应该"面前，我自己的感受、需求不见了，即使有，也会很快被压下去，取而代之的还是外在的标准和期待。我感觉离真实的自己好远，生活不过就是更多地"完成"，做得越多，内心越空洞。

觉察到自己的"完美倾向"是很重要的一步，它让我看清了自己行为的动机和内心的恐惧。我开始学习接纳，试着松动标准，去感受人生中更多的可能性，了解人性的更多层面。不过，从"大脑"的了解，到从"内心"真正的接纳，这真是一个漫长的过程。刚开始，我要求自己去接纳别人、理解别人，结果带来更大的压抑，因为就连接纳别人对我来说都成了"应该"。

怎么办？还是从接纳自己开始吧！我试着把追求完美的个性变成内在资源。渐渐地，我能接纳自己在某些时候的挑剔，允许自己失控、发怒而不过于自责；允许自己在疲倦或情绪低落的时候无所事事，不那么上进；允许自己不带有目的地生活。

就这样，我看到了人性中似乎不太美好的东西：脆弱、恐惧、自私……我不再着急去压抑和掩饰，为这些情绪找外在的原因，而是学着去安抚它们、拥抱它们，等待它们慢慢消退。当我能做到如此的时候，我感觉以前紧缩的内心变得柔软了、轻松了，外在的行为也更加灵活，富有弹性。感谢这来自于接纳的力量，让我感受到了自己的存在——不需要太多的外在优秀表现，也可以理直气壮地活着，做独一无二的自己，可以不完美，但是很完整。

自然而然，当我能接纳自己了，也就能更好地接纳别人。孩子和家人有了更多的个人空间，即使他们的某些行为不能符合我的标准，我也可以接纳这些真实的存在。当和生命力联结时，生活便不再像过去那样沉重，我感受到了生活本身的轻松和快乐。一个活在生命力中的人是什么样子的？

他和自己内在的情绪、观点、期待和谐相处；

他有更多的肯定、接纳和欣赏；

他可以积极地看到自己所拥有的资源；

他可以温柔地对待自己所不擅长的方面；

在生命力中，他可以更自由地选择，去做内心真正想做的事情。

在现实社会中，我们难免会遇到很多外在的标准和要求，当这些与我们的想法冲突时，我们内在的应对就显得十分重要。在这样的时候，我常常会问自己："这些东西是为生命服务的，还是生命要服务于它们？"我坚信，一个能和自己友好相处的人，一个完整而丰富的人，可以获得更多的安然和幸福，这在纷杂的世界里尤为宝贵。

被生命感动   谭博媛
　　　　　　　　　　　　　··········

2013年10月3日，我带着肚子里的宝宝，独自登上火车，历时17个小时来到北京参加萨提亚专业课程。当时，我怀孕已经9个月，很多人不理解我的行为，也有的人表示很钦佩我。不论外界如何评判，我对自己说："我知道自己的身体怎样，上课让我充满能量，在学习的过程中，我一定会照顾好自己和宝宝。这是我想要的，努力去做就好。"万分感谢亲爱的老公、女儿和父母对我的支持，也感谢一路上帮助过我的陌生人，以及课程中同学和主办方对我的照顾，是他们的爱与支持让我有了无限的力量。

　　课程结束后，我回到家休息了几天。等心静下来了，我打开电脑准备把上课的感受写下来时，突然发现自己从离职做家庭主妇起，至今已有5年没写任何东西了，每天用电脑也只是上网聊天打发时间而已，我还能流畅地写出一篇带有生命激情的感悟吗？回想起当年拼搏事业的冲劲，已然和如今的无所事事形成了鲜明对比，我感到自己与社会脱节了。

深呼吸几次，我决定直面这深深的失落感。一方面，我要感谢老公和家人，让我奔波疲惫的灵魂得到休息和滋养；另一方面也感谢自己，在学习过程中发现了自身的很多问题，因而有机会更深地理解生命，更好地成长。

送女儿上幼儿园时，我第一次参加了妈妈课堂，因而接触到萨提亚模式。这是机缘，也是我的救命稻草。在养育过程中，我和女儿的模式与当年母亲和我的模式如出一辙。我痛恨母亲暴躁的脾气，然而却在不自觉中延续着这种打骂式的教育方法。与此同时，和老公、父母之间的各种冲突也让我烦恼不已。我很茫然，仿佛掉入了一个怪圈，不知道如何才能走出来。

接触到萨提亚模式后，我一头扎到里面，参加各地的个人成长工作坊。我看到了自己的问题并勇敢面对，疗愈伤痕。在一次次混乱和整合的过程中，我感受到了生命的存在；在改善与自己、他人的关系过程中，我感受到了自己的能量。

生命是会自己寻求出路的，我的生命开始绽放。

在萨提亚专业课上，我学到了很多更细致的东西。如果把个人成长课的收获比喻成搭建骨架，那么专业课所学就是在骨架上填满富有弹性的肌肉。

刚开始学习家庭图的时候，我是很排斥画家庭图的，压根儿就不想去看与父母的关系。这是因为我的内在对父母有很多愤怒和怨怼，所以不能坦然面对。但现在，我感恩父母带给我生命，我可以看到他们身上的优点，以及自己从他们那里学到的东西。在行为层面上，我不再和父母强力对抗了。

反思我和老公的关系模式，我发现自己其实是按照父亲的样本找到了具有相同特质的老公，而他也是按照自己母亲的样本找到了我。在交往过程中，我们都在努力改造对方，以达成各自理想中的样子，结果却导致相互指责，谁都没有满足期待，两个人都很失望。在这段关系中，我们都很用心，但却都不开心。小时候，我们特别想和父母联结，得到他们的认可，试图改变他们，却又没能力做到；长大后，我们找到了彼此，继续努力尝试改变对方，结果仍然是无奈和失望。

当下，我决定不要再继续这种模式了，我要放下对父母、老公的期待。虽然不知道什么时候才能真正做到，但我已经走在路上了。

回想起在学习"求生存姿态"的一个练习中，林老师带领我们全体学员围成内外两圈，两两对应地做讨好、指责、超理智、打岔和一致性的练习。林老师引导我们闭上眼睛，想象对面出现一个人的形象。这时，我头脑中先后浮现出母亲和老公的形象。林老师说，要接纳他们本来的样子，引导我们伸出手去联结。可我没办法做到。用意识控制自己伸手是那么难，我内在的反感达到了极限，有一种被逼迫的难过感。我在心里大喊："我做不到完全接纳他们，我还有很多情绪在，我感觉到自己的难过，我不要做这样的练习！"

当我决定放弃练习的时候，睁开眼睛的一瞬间，我看到对方学员已经伸出手。想到自己的放弃是对对方的不负责任，我的手就不由自主地迎了出去。就在触碰的时候，我闭上眼睛，突然一个想法跳了出来：我既可以接纳自己不愿被逼迫而放弃练习，也可以接纳当下的自己就处在这么一个不能完全接纳母亲和老公的状态中。为什么要强迫自己虚假地接纳呢？承认自己目前还有情绪，不也很好吗？

当我这样想的时候，感觉自己的手和对方联结上了，身体也不僵硬了，被逼迫的感觉也消失了。对，接纳当下的状态也是"一致性"的表达。我被自己的接纳感动了。直到今天，这份感动还经常在我心头萦绕。

萨提亚模式带给我最大、最意想不到的礼物，是我在做父母童年幻游的冥想时收获的。在冥想中，随着林老师的引导，我看到了父母童年的成长经历，感受到他们顽强的生命力。他们没有从爷爷奶奶、姥姥姥爷那里学会怎样爱自己、爱别人，在那个动荡不安、物质生活和精神生活都不充裕的年代，能好好活下来已经不容易了。

我的眼泪不由自主地涌出来，这眼泪里面，有我的敬佩、尊重和自责。从生命深处，我开始理解和接纳父母了，也更加深刻地理解了萨提亚模式的理念：大多数的人在任何时候都是尽其所能而为。

经过这次冥想，我对父母感到深深的抱歉，从此不再有指责、抱怨。回头再看身边其他人的时候，我也开始心怀理解和敬佩，理解每个生命都是宇宙能量独特的显化。

在不同老师的个人成长工作坊里，每次遇到个案，我都会随着案主或角色扮演者的情绪共鸣而流泪哭泣。这个过程也是自我疗愈的过程，让我收获颇丰。然而慢慢地，我发现自己能够跳出来了，可以从治疗师和自己的角度看待问题了。这一发现让我很惊讶，或许是我给自己设定的目标和以往有所不同，或许是在自我疗愈的路上走得远了，情绪不再那么多了，回头可以看到更多的不同。

此时此刻敲击着键盘，我的内心一直有种激动和感动，嗓子也是胀胀的，仿佛有很多话还没有说出来。我很难用合适的语言来描述这种感觉。宝宝在肚子里不停地动着，我感觉到生命的神奇和联结。感谢宝宝陪我走过这样的学习历程。

联结，释放爱的能量　　　灵犀

　　我结缘萨提亚始于2011年。作为一家学术期刊的编辑，在一次审稿过程中，我帮助一位女研究生反复修改文章直至刊登。这本是我的工作职责所在，可这位女研究生心怀感激，有一天来到办公室，递给我一本小而精致的书《萨提亚冥想》。她说："老师，我想送给你一本书，你该不会拒绝吧！我想你也许会喜欢它。"从此，我知道了"萨提亚"这个名字。

　　后来，这本书成了我的床头书。每晚临睡前，我都会静静地读上几页，让自己的身心进入柔软、美妙的放松状态。通过这本书，我懂得了如何关爱自己、欣赏自己，如何与自己联结。

　　2014年8月，我再次体验到萨提亚模式的魅力是在约翰·贝曼老师的课上。当时的主题是"让6500万中国人变得更健康、更幸福、更成功"。在5天的现场学习和体验中，我不仅和自己的身心联结，释放了更多生命能量，还用爱的语言与他人联结，收获了一群朋友。比如助教刘老师，他不仅有深厚的心理学理论功底、丰富的心理咨询实践经验，还有真诚、睿智的人格魅力。有一次，我在微信里向他提问，当时他正在广州做培训，晚上九点多打来长途电话为我分析心理感受、思想原因，帮助我解除了内心的困惑。课程结束后，我们几个小组学员也依然联系紧密，大家在朋友圈里分享自己的成长、推荐好书，就像一个温暖的小家庭——这就是萨提亚模式让我感受很深的一点：它仿佛有魔力一般，能够把每个人都变得坦诚、温暖，使大家从陌生走向亲密、开放。

2014年11月初，我跟随林文采老师继续学习萨提亚专业课程。原生家庭图、冰山理论、三角关系……林老师的生动讲解使我受益匪浅，特别是引导我对父母的童年进行冥想。这次冥想解开了我几十年的心结。我感受到与父亲之间深深的联结，真诚感恩他赋予我读书的天赋和正直善良的品质。而在此前的几十年里，我一直责怪父亲对家庭担当不够。在冥想中，我看到了父亲的童年：一个七八岁的小男孩，失去了父亲，无助、无力，从小缺乏爱的滋养，长大以后自己爱的能量也不足。

透过父亲的原生家庭图，我深深地理解了他的个性特征。父亲是家里最小并且唯一的男孩，从小过着比较富裕的生活，被父母宠爱、娇惯。可是由于我爷爷的去世，家庭发生了重大变故，父亲作为家里唯一的男孩，不得不早早承担起生活的重担，这样的转折对一个未成年的孩子来说，已经很残酷了。而在我的印象中，奶奶也是一个很强势的女人，不太会温和、耐心地与孩子沟通。没有了父爱、母爱双重能量的滋养，父亲在心灵成长的关键时期严重缺乏心理营养。萨提亚原生家庭图让我明白了：不能仅仅把父亲放在家长的角色中去看待和要求，他也是一个人，也有自己的原生家庭并受其影响。好在父亲遇到了母亲，她有着充足的爱的能量，使他得以有一个子女出息、儿孙满堂的幸福晚年。

在对母亲童年的冥想中，我看到了一个被爱鼓励、滋养和包围的小女孩，她在这样美好的环境下长大，充满了强大的生命能量。长大成人后，母亲含辛茹苦地抚育了6个子女，与父亲携手走过了几十个春夏秋冬，至今依然精神矍铄、热情开朗。

是萨提亚，让我领悟到爱的能量和生命的真谛。爱的滋养对于一个人的一生是多么重要啊！它是我们生命的原动力。因为萨提亚的特别提示，我懂得了要以温柔、博大的母爱，以强健、深沉的父爱去滋养自己的孩子，尽可能地给他提供丰富的心理营养，帮助他积蓄强大的生命能量，这关乎孩子一生的快乐和幸福！

萨提亚模式的宗旨是：内在和谐、人际和睦、世界和平，这个"和"的理念让萨提亚世界充满了温暖和温情。最近，我在一篇文章《萨提亚是一种生活——分享约翰·贝曼》中看到这样一段话："对约翰·贝曼来说，萨提亚不仅是一门学问，更是一种生活。而他也在每天的生活里，在每一件事情中，学习并领悟它的智慧。"我对此深感认同，希望自己也能把萨提亚变成一种生活方式去践行。

在澳洲探亲休假的日子里，我把萨提亚模式运用在每天的生活中，一改往日烦琐唠叨的做法，与女儿尽量一致性地交流，和她分享学习萨提亚的感受、领悟，我们相处得和谐、温馨而快乐。在尽情享受澳洲美丽风景的同时，我也尽情享受着温暖、美好的母女亲情。

02

联结所爱的人

家，是温暖的港湾，

停泊着我生命中所爱的人：伴侣、孩子、父母、兄弟姐妹……

他们滋养着我，也需要我的关爱。

尽管有时候，

我们争执、分离、冷漠，

但是在我们的内心深处，

始终都有"爱的联结"。

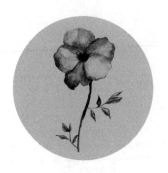

归程　　刘称莲

了解孩子，明白地做妈妈

最早接触萨提亚，是因为我想做个好妈妈。

我一直从事跟教育相关的工作，可女儿进入青春期，我却感觉"教育"起她来力不从心了。于是，我到处寻求良方。在一次家庭教育的课程中，我邂逅萨提亚模式，第一次接触到萨提亚模式中最经典的觉察工具——冰山。正是这次邂逅，让我迷恋上了萨提亚，开启了我的萨提亚之旅。

女儿上初中以后，每天下午放学都乘公交回家，路上要花费1个小时。有一年冬天很冷，我怕女儿路上辛苦，就提议开车去接她。可女儿却告诉我，她更想乘公交。我很不理解：开车回家只要20分钟，为什么她偏要挤公交，还浪费时间？我觉得自己是因为爱她、心疼她才那样做的，都是为她好，她没有理由不接受，所以执意要去接，然而女儿也一再坚持要自己回家。为此，我们母女之间起了小小的冲突。我狠狠地说："你让接也好，不让接也好，反正我都要去，你每天下午就在校门口等我！"女儿赌气，一句话都没有说，走进自己房间"啪"的一声把门摔得山响。

我走进厨房做饭，心却扑扑乱跳，一边做饭，一边走着自己的冰山。当我问自己到底渴望什么的时候，接触到内在对孩子深深的爱。为什么这份爱不被孩子接受，还搞僵了我们母女的关系？我试着猜测女儿的冰山，她大约是希望爸爸妈妈可以尊重她自己选择的权利，允许她自己选择回家的方式吧！

饭做得差不多了，两座冰山也走完了，我感觉心中轻松释然。我敲开女儿的门，让她出来吃饭，并告诉她："妈妈想明白了，你愿意自己回家就自己回，啥时候想让我们接，可以随时提出来。"女儿满脸疑惑地问："真的吗？"——我已经感觉到她欢呼雀跃了。

吃饭的时候，我跟女儿探讨她愿意自己乘车的原因，她告诉我那样就可以跟好朋友在车上多聊一会儿，而且公交车上会发生很多故事，这些都是坐私家车体会不到的。我也试着探索女儿的冰山，发现她其实非常渴望父母给予自由，允许她自主地决定自己的事情。

后来，女儿告诉我，在我们冲突化解的当天晚上，她在日记本里写道："我的妈妈就是跟别人的妈妈不一样。"

在陪伴女儿的过程中，我经常使用冰山，效果出奇地好。

女儿高考前，精神压力特别大，有时候情绪波动也很大。许多高三孩子的家长遇到这种情况都很焦虑，而我则比较淡定，能够时时和女儿进行有效沟通，疏导她迅速转化负面情绪。

高考前的一次模拟考试，女儿发挥失常，成绩非常糟。以那个成绩来估计，她是进不了自己理想中的大学的。为此，女儿哭了好几次，一连几天情绪都非常低落。

一天晚饭后，我没有让女儿马上去看书学习，而是和她进行了一次长谈，陪伴她一起走进了她的内心世界。在那个当下，深深的焦虑和担心几乎摄住了女儿的心魄，令她不知所措。拿着这样的成绩，她不敢保证自己高考的时候能正常发挥；拿着这样的成绩，她不知道该如何填报志愿……带着理解和心疼，我抱着女儿，问她内心想要什么，引导她明确对自己的期待。当她把感受、期待和内心渴望一一梳理清楚的时候，情绪慢慢地放松下来，开始考虑下一步要做的具体事情，为自己的目标而努力。

临上床睡觉的时候，女儿告诉我，她制订了一个非常周密的学习计划，这个计划细致到每天的每个时间段，一直要持续到高考前三天。事情的结果是，女儿按部就班地完成了自己的计划，并信心满满地走进了高考考场，最后以优异的成绩进入了梦寐以求的大学。

一次，女儿在发给我的信息里写道："妈妈，你是我最好的闺蜜。遇到问题的时候，只有你才可以很好地帮到我。"

我很幸运，在孩子成长的关键阶段遇到了萨提亚，让我在陪伴成长的路上少了一些迷茫，多了一些理智，做一位明明白白的好妈妈。

经营关系，自由地做妻子

我的先生在他的兄弟姐妹中排行第四，上面有一个哥哥、两个姐姐，下面还有一个弟弟，属于爹不疼、妈不爱的那一个，童年的需求往往被忽略。为了获得关注，他从小就非常调皮捣蛋，而这样的结果又会招来责骂甚至暴打。因为在这样的原生家庭里长大，先生的童年缺少爱的滋养，并没有学会如何表达爱。结婚后，他潜意识里希望我能给他更多的爱，如果得不到满足，他就会像小孩子一样赌气。

而在我的原生家庭里，父亲对生活上的事情不闻不问，母亲操持着一切。父亲一不高兴，就会对母亲非打即骂，母亲总是委屈地甚至屈辱地忍受着，偶尔有小小的反抗，但这么做的结果往往导致更严重的暴力事件。

我和先生各自从父母那里学习夫妻相处的方式，我们的婚姻从一开始就是这样一种状态：我一再满足先生的"无理要求"，就像妈妈对待一个逆反的青春期男孩一样，而得到的却是非常多的挑剔和指责。久而久之，我的愤怒和委屈越积越多，夫妻之间的争吵也变得越来越多。

学习了萨提亚之后，我意识到我和先生的相处模式复制了我的原生家庭——我在无意间扮演着先生的"妈妈"的角色。我试图打破这样的模式，却遇到了极大的阻力。每当我不去满足先生的要求时，他便暴跳如雷，指责我是自私的女人，不爱他。而我在状态稳定的时候，能够尽量做到坚持自己的原则，无论他怎么做，都不被他牵着走。

有一次，先生去医院做体检，要我陪他一起去。我告诉他可以自己一个人去，我还有事情要做。结果，他气呼呼地去了医院，在医院里不断给我发信息，指摘我不关心他的身体、不把他的事情当回事儿。我回信给他，告诉他我很关心他，只是觉得体检这样的事情没必要跟着，如果真有什么事再给我打电话。这件事搞得我们很不愉快，但我并没有再像妈妈那样惯着先生。

尽管如此，有的时候我的拒绝刚一出口，先生就用一些条件来威胁我："如果你不……我就……"这时我便会莫名的恐惧、害怕，又会回到原来的模式。这种反复让我感到愤怒甚至绝望，恨不得尽快结束噩梦一样的婚姻。我都已经是萨提亚模式的传播者了，为什么面对先生时还是会被拽回到旧模式中？我不止一次地纠结徘徊于此，觉得是先生的力量太强大了，而我太看重我们的关系了，才会宁愿委屈自己也要满足他。

有一天，我的眼前突然出现了自己小时候的画面：一个乖巧的小女孩，做着爸爸妈妈、哥哥姐姐所期望的事情。她愿意这么做，并且做得很认真，力求完美，让所有的人满意。借此，小女孩才会获得大家的认同，大家都说她是个好孩子，她才会被允许去到高一级的学校学习。

醍醐灌顶一般，我一下子明白了：原来我和先生之间的事情，虽然先生是始作俑者，但问题却不全在他那里。关键问题是，我就像画面中的那个小女孩，通过不断满足先生的要求来获取他的认可，因为每一次我这么做，先生都会对我说："这就对了，这才是一个好妻子应该做的。"我通过先生的认可来证明自己是个好妻子，掩藏了自己的期待和内心深处的渴望，所以才会有那么多的委屈和愤怒。事实上，无论先生怎么说，我都是我，我依然可以做好妻子，只是不单单以他要求的方式，而是可以以我自己感觉舒适的方式，或者是让我们两个人都舒适的方式。就算有时候不能满足他的"无理要求"，也并不代表我不是好妻子。

这一层遮挡心灵窗户的面纱揭开后，我由衷地感觉轻松和自由。当再次、再再次面对发怒的先生时，我没有那么害怕了，我知道他会故伎重演，但我不再接招。我清晰地知道自己想要的是一份平等的夫妻关系，我温柔而坚定地做自己，不再做先生的"妈妈"。有好几次，先生异常气愤地说我是天底下最糟糕的妻子，我想起约翰·贝曼老师曾经告诫我："这是一场爱的战争，要带着爱和接纳，而不是带着委屈和愤怒去战斗！"果真如此，我坦然迎战。我告诉自己：我不再是那个需要别人认可的小女孩，我有权力选择自己做什么或者不做什么，我在乎的是一份平等和谐的亲密关系，因为我是妻子，不是妈妈。我开始大胆并明确地向先生表达自己的期待，期待通过我的改变带动先生的成长，因为在我们的夫妻关系里，他是丈夫而不是儿子。

如今，虽然我们还走在通向解放和自由的路上，不过我相信，改变就在不久的将来。

联结父母，独立地做自己

父母在两年里先后去世，我觉得自己一下子成了没爹没娘的孤儿，变得六神无主，像小孩子一样害怕分离。婆婆来北京住了一段时间，我和先生送她回乡时忍不住哭了；大嫂来北京看我，离开时我看着她的背影，心酸得不能自已；我去学习，课上到最后一天的时候，就开始魂不守舍，莫名地焦虑……

走在大街上，看到年老的大爷大妈，我就会特别想念父母，心里非常内疚：如果当初能够多照顾他们一些，他们也许可以多活几年；如果当初能够多多承欢在他们膝下，现在或许就不会这么后悔。有一次，我看到一个女儿紧紧拥抱她的母亲，那个场面令我崩溃。我多想再看看我的母亲，多渴望再次拥抱她啊！每当夜深人静的时候，我的脑子里就像过电影一样，播放着从小到大父母疼爱我的画面。一遍又一遍，我越想越伤心，眼泪不知道流了多少。

有一天，我想为家人做豆角焖面，正巧家里没有买现成的面条，我就自己和面、擀面条。"闺女，面一定要和得硬硬的，焖的时候才不会粘在一起。"我仿佛听到了母亲说的话，"切好的面条上洒几滴油，就更加不会粘了……"我几乎是在母亲的教导下做完的那顿饭。

吃着焖面，我感觉到和母亲深深的联结。我突然生出很多感恩：在我很小的时候，母亲就教我做饭；在我即将离家求学的时候，母亲教我缝被子、缝衣服；在我生下孩子后，母亲教我管教孩子……如今，母亲虽然已经离世，可她的爱还在我身上展现着。是她的爱，把我养育成了如今出色的样子，她用爱教会我如何爱我的孩子、我的家人。更重要的是，我继承了母亲那么多的优秀品质，她的聪慧、勤劳、细致、善解人意、坚韧等，这些都是我在这个世界上安身立命的宝贵资源。

突然间，我醒悟了：原来，我如此想念父母是因为觉得自己从此失去了他们的爱，觉得自己不能再爱他们了。但是现在，这种想法改变了，我知道父母的爱永远都在，只是以另一种方式呈现着。我依然会想念父母，却没有了分离的焦虑，偶尔还会流泪，但那已经不是伤心的泪，而是幸福和感恩的泪。

父母的离世使我真正长大，我能深刻体验到生命中最重要的两个人在我身上留下的宝贵财富。我学着做自己最好的父母，爱自己，无论身处顺境、逆境都鼓励和支持自己，做一个独立自主的人。我会带着父母的爱，带着从他们身上继承的优秀品质，带着从他们那里学来的能力，继续自己的精彩人生。

如今，我的内心踏实、轻松、宁静、喜悦，有一种"回家"的感觉。这个"家"，不是父母曾经住过的窑洞，也不是我和先生、女儿住着的楼房，而是"心的家园"。

让爱回家 　　魏星

"闭上眼睛，深呼吸，放松，允许自己走进一间完全属于你的房子，那里的灯光、墙壁、桌椅、床，每一个细节都是你想要的，一切都是那么对……"伴随着魏敏老师的冥想引导，我清晰地看到了这样一幅画面：在一间有小花装饰的房间里，妈妈穿着粉红色毛衣，爸爸穿着天蓝色毛衣，我们一家人温暖地抱在一起，好幸福……突然，我醒了，脑子里响起一句刺耳的话："不，这不是真的，我不需要，我早就不需要了，谁需要你们的爱！"我知道，我的身体感受明明表示自己需要和期待这份温暖，可同时又有如此明显的抗拒和愤怒。这种冲突如此强烈而真实，让我忍不住想痛哭，却又拼命压制住。

孩子在不同阶段需要不同的心理营养，心理营养缺乏则会带来各种各样的问题。当我听到这些时，眼泪像瀑布一样流淌下来。因为我深深地明白，对父母的不接纳其实也是对自己的一种分离和不接纳。如今，我已经长大，可以做"自己的好父母"，可以重塑与父母的关系。

在萨提亚模式中有这么一条信念：大多数的人在任何时候都是尽其所能而为。一开始，我很难理解这句话。在母亲生病，我还没有能力负担家庭时，父亲选择了放弃我们；在我最需要的时候、快走投无路的时候，父亲选择了和我们断绝关系。难道这就是他当时的"尽其所能"？撕心裂肺的痛一直真切地存在着，7年来，我不听父亲的道歉，更不接受他的任何解释。而这份不原谅和不接纳，伤害的不仅仅是父亲，还有我自己。

在冥想中，我似乎看到了无助的自己，内心渴望着爱和联结，却又逃避不敢面对。也看到了无助的父亲，那是他第一次做爸爸，在放弃之前，他真的尽了最大的努力，只是能力有限，挫败、愤怒、受伤让他不能再继续承担。

我渴望着，在还不算晚的时候，能够走到父亲身边，抱抱他，对他说："我爱你，爸爸！一切都过去了。"我与先生商量，希望他陪我一起回家。用了7年时间，我才有勇气踏上这条回家的路。

列车上，我一直在流泪，当时内心的画面像是萨提亚模式中提到的冰山，冰山下的水从阴冷黑暗变得慢慢有了一点温度、一丝光线。我的心从冰冻变成了疼。我想过很多次与父亲见面的镜头，想过自己要怎么应对才能避免尴尬，但就在走下火车的那一刻，所有准备都不灵了。我看到父亲的脸上挂着期盼和不好意思，他压抑着内心的激动，眼光有些躲闪。陪同父亲来的表妹、表哥、姐姐、叔叔等总共10余人，分坐5辆车。我看似平静，眼泪却止不住地流，亲情像炽热的水蒸气一样包围着我，心中千万的感慨只能化作泪水。大家都懂，这份爱，不必多言；大家都说，回来就好，回来就好。

一家子人把我们送到酒店，打开房门，里面放着父亲提前准备好的鲜花、水果、饮料等。小时候，我和父亲一起生活的时间很少，他不知道我的喜好，当看到眼前的一切时，我能深深地感受到他不知如何是好的爱。

大家带着我去见90多岁的爷爷。爷爷躺在病床上，已经神志不清，不能说话。他见到我时非常激动，想说什么却说不出来，在纸上勉强写了两个字——是我先生的名字。顿时，我和先生泪如雨下，没想到爷爷在弥留之际还记着从未谋面的我先生的名字。爷爷用手比画了个"2"，旁边的叔叔说，爷爷给我留了2000元的结婚礼钱，今天终于可以给我了。原来，爷爷心里一直惦记着我这个没有回家的孩子。我抓住爷爷的手，不能说什么，只是流泪。这是我与爷爷的最后一面，感谢上苍没有让我们错过！

第二天，在父亲等人的安排下，我和先生在当地办了一个小型婚宴。虽然我们已经结婚多年，但我能体会到，对于父亲来说，当年没能亲眼看女儿出嫁是多大的遗憾啊！父亲拿出讲演稿大声宣读。妹妹告诉我，父亲写了一个星期，写了很多稿。我和先生站在旁边静静地听，每字每句都重重地打在我的心上。我很庆幸自己在还来得及的时候鼓足了勇气回家，虽然用了7年，但是值得。

回京前，我抱了父亲，在他耳边说："我爱你，爸爸！我理解你的不易，我过得很好，你放心。希望你也轻松地享受晚年生活，我会定期给你打电话。"父亲一如往常地说："我很好，放心吧。别太累了，孩子！"

在回京的列车上，我仍然在流泪。不同的是，冰山下的水越来越温暖、明亮，能看到像海水一样无垠的蓝色。走过这段路程的我，更加懂得了爱和原谅，更愿意接纳，也更加坚定和温暖。我看到，在父爱的浇灌下，花儿正在绽放。

回京后，我怀着期盼的心情参加了沈明莹老师的个人成长工作坊。我勇敢地举起手说："老师，我非常感谢萨提亚帮我走上回家的路，重新与父亲联结。我这次的目的是想知道，如何可以让母亲更幸福、更快乐？"

沈老师慈爱而平静地看着我问："谁是母亲？"

我奇怪沈老师会这样问，回答道："当然母亲是母亲。"

"你爱你的母亲吗？"

"当然爱。"我非常迅速地回答。但此刻，我感觉到身体里有种特别的反应，它告诉我的答案和我刚才的回答不一致。这种感受让我感到惊讶甚至自责。

我把自己错位的感受说出来。沈老师问："你这次想要的是什么？"

我凭着直觉回答："我该如何爱我的母亲。"

老师点了点头。

带着这样的主题，我尝试寻找答案，慢慢发现：母亲快乐是我的期待。当母亲不能满足这个期待时，我会感到失望（认为自己不是一个好女儿）、焦虑（害怕母亲犯病，不知道该如何应对）和恐惧。而当这些感受产生时，"对感受的感受"[1]——内疚和自责（我不应该这样对母亲，都是我的错）也随之而来。所以，当母亲用强制紧缩的"服务"来表达对我的爱时，我的行为是逃避的，有时甚至是强烈的反抗。而当我有这样的行为时，母亲会变得更加强势，拼命捍卫自己。在这个恶性循环中，我完全体会不到母亲行为背后的渴望是"得到女儿的认可和爱"，也无法向母亲表达自己的渴望也是"爱和联结"。彼此相爱、有着相同渴望的母女俩，带给彼此的却是刺痛。

我体验到自己是如此爱母亲，在记忆里、心里、身体里……那么，我就需要学习如何爱她，爱她本来的样子，放下对她的期待，去满足她对于"认可和爱"的渴望。

但是，"放下期待"说起来容易，做起来难。有一次，母亲用惯用的强制紧缩的方式对我，我爆发了，换来她更大能量的反弹，如同狂风暴雨。这时，我突然顿悟了：这就是我们多年的互动模式。在我们的关系里，我是更有可能和资源去做出改变的，如果我都做不到，又有什么资格去要求一生苦

---

1 对感受的感受：关于感受的决定。

难的母亲呢？我是否能爱母亲现在的样子？是否能透过她的行为，看到她需要我的认可和爱？眼前的母亲也是从孩提时代慢慢长大的，她经历了多少？又是怎么学到这些的？而这些所学是怎样保护她的呢？

看到我的反应平静下来，母亲也开始平静下来。我好奇地问："你是怎么长大的？"母亲的话匣子打开了。在她的讲述里，我心疼地看到她是如何成长为今天这样的；看到她抱持着一些曾经有用的规条和信念至今，而这些东西早已僵化，以致束缚她不能自由自在；看到她年轻时的优秀和年老时仍然紧紧抓住自己的期待不放过；看到她是那么需要我的认可和爱……最重要的是，我看到自己作为母亲唯一的孩子，可以像一剂良药，满足她的渴望。

早些年母亲生病时，我曾向一位佛学大师寻求帮助，他说："你可以度你母亲。"当时我不明白是什么意思，现在懂了。在入世中，母亲就是我的上师，我的所有学习和修炼都在与母亲的关系中得到检验，有的被打回原形、撕得粉碎。但慢慢地，我们的关系就像有雨露滋润的花朵，开始绽放出了生命的迹象：母亲的情绪越来越稳定，偏差行为的强度和频率越来越小，她的脸上有时会洋溢着母爱，露出温柔的微笑，生活上也渐渐能自理。她甚至创造了一个奇迹——不再服药也能保持情绪稳定，每天去跳广场舞、养生锻炼，偶尔也愿意买漂亮的衣服……这些看似普通的事情，我从前是不敢奢望的。

我问母亲："是什么让你做到这些的？"母亲说："我要让我的女儿放心，我有一个好女儿，我活得有希望。"现在，我们可以在一起住很长时间，和谐而幸福。我看到母亲在一点点补充着心理营养，她也开始学习满足自己的渴望。就像老师们说的那样：当你满足了她的渴望，她自然会满足你的期待。

我与母亲的关系从"纠缠"到"相互滋养"。在这个转变过程中，我深深地相信爱的力量可以创造奇迹！生命是丰盈的，我将继续带着爱，在生活中学习，在关系中成长。

母亲、女儿和我　　　　草子

在我的生命中，有两个重要的女人：母亲和女儿。

母亲给了我顽强的生命力，支持我从西北奋斗到了北京。女儿则在我结婚10周年之际降临，激发了我对人性的好奇。我开始学习心理学，也走上了一条崭新的职业生涯之路，体验到"第三度诞生"[1]的美好。和她们的相遇，有爱、温暖和甜蜜，也有一些痛和挣扎。我们在生活中一起演绎着精彩的戏剧。

相爱而不敢相拥的刺猬

母亲身高不高，却把我养成了1米74的大高个。在我的心中，母亲就像一只勇猛的大刺猬，而我则像有点害羞又时常扎

---

1 第三度诞生：萨提亚比喻人的"第一度诞生"是精子与卵子的结合；"第二度诞生"是降临人间；"第三度诞生"是心灵成长。

刺的小刺猬，动不动与她斗嘴撒气。

我记得小时候，母亲在家里说一不二。有一次，为了让我专心学习，她硬生生把我从篮球场上拖了回家，并告诉老师"我们孩子退队了"（当时我是校篮球队的前锋）。我写完作业，看电视剧《简爱》正起劲儿，她"啪"的一声关掉电视，冷冷地说："写完作业，为什么不帮家里做点家务？净看这些没用的！"母亲希望我报考技校，早点毕业挣钱，但我没听她的话，报考了高中，她生气地说："既然你那么有本事，干吗不早点独立？为什么还要在家里待三年？"

18岁之前，我对母亲有许多愤怒、排斥，也有一些无奈。几次激烈争吵后，我摔门离家，每次都是父亲把我找回来的。母亲下班回家，我也几乎从不叫她。但是在生活上，她对我和妹妹的照顾却是无微不至的，只不过，我渴望的是她能理解我、尊重我，哪怕吃不饱、穿不暖，我也情愿。但是我的这些渴望从未被满足过，我也能感到母亲内心的失望，她说："这个女儿学习用功，但跟我一点都不亲。"在我的印象中，母亲没抱过我，但她说有，并拿出一张照片作证：那时，我大约3岁。

工作之后，我有能力了，竭尽所能地"对妈妈好"——给她买礼物，带她去各种餐厅吃饭，帮助她买房子，琢磨着带她出国旅游……我觉得，母亲操劳了一辈子，现在应该享福了，尤其是享"我给她的福"。然而，这些行为和想法的背后是"责任"，没有多少"亲密"。我想，自己为母亲用心地张罗，她应该开心，全然接受。所以，当母亲的想法与我不同时，我们就会争吵、发脾气，仿佛两只刺猬，需要彼此温暖，却又不敢拥抱。

我开始反思：我的行为和想法背后有"爱"吗？我确信是有的。但若只是以我的标准去"爱"母亲、要求母亲，那么这种爱就是"刚性的爱"，缺乏尊重和宽容。忽然间，我意识到，其实母亲也一直在按着她的标准尽力爱我：小时候，父母工作条件艰苦，她就把我寄养在上海的奶奶家、南京的外婆家；在我上学的十几年间，每天都吃着母亲做的花样翻新的早餐和晚餐，她还经常骑车20分钟赶回家给我做午饭；我怀孕后，母亲到北京来照顾我，接着又照顾我的女儿三四年；我家的每一幅窗帘、每一床被子都是她做的……爱，其实一直流淌在我们心间，只是我们的表达方式迥异——我擅长买礼物、安排各种活动，希望母亲开心快乐，不要有太多负面情绪；母亲擅长为我做各种各样的事情，希望我有时间多陪陪她、说说话，而不是用金钱衡量。我们都在说着自己"爱的语言"，却不太去听对方"爱的渴求"。

慢慢地，我做出改变，尝试着去理解、欣赏和关爱母亲，用她喜欢的方式。

回老家看望母亲时，我静静地坐着，听她"转播"报纸和电视上的新闻，听她絮叨些家长里短的纠纷。我由衷地表扬她："哟！这些我都不知道。您的记忆力真好！""您比我这学心理学的还专业，对别人的共情很到位。"偶尔，我也陪母亲看电视剧，和她一起发发牢骚。

母亲经常会在我面前唠叨父亲的一些不是，这个时候，我不再当"法官"，不去理性分析、提出解决办法，而是坐在母亲身边，缓缓地说："妈，我知道你其实一直都是为爸好，为我们这个家付出了很多。""妈，我相信你俩能解决好各种问题，这几天做不成好夫妻，就暂时当男同学、女同学吧！"

快到母亲生日了，我除了邮寄一些食品（她无意间提到的），还会写一些温暖的祝福，并附上十几张女儿的近照，随后打电话问候：最近如何呀，有啥开心或烦心的事儿，等等。母亲通常都会跟我分享许多关于养生、心态的知识，都是她最近新学的。

现在，母亲变得开心多了，经常和亲友念叨："小红学心理学之后，懂事多了。"她对自己也很骄傲："我觉得自己不老，脑子还能记很多东西。你们忙，我就主动给你们打电话，电话费我还是掏得起的。"有时候，她也能主动承认错误："我这样做虽然好心，但可能会伤着别人。"

在母亲的"坚强能干"中，增添了"活泼"和"宽容"，而我则把"刚性的爱"变成了"温柔的爱"。

以前，母亲希望我是个"理想女儿"，我希望母亲成为"理想妈妈"，我们彼此都要求和控制对方，引起强烈的愤怒和深深的失望。现在，我放下了期待，接纳自己就是有这么一位独特的母亲，也允许母亲生活在她自己简朴而舒适的环境里。

以前，我和母亲都把自认为最好的"爱"送给对方，希望对方高兴、感恩。现在，我们既倾听对方"爱的语言"，也告诉对方"这才是我需要的爱"。

梅花鹿与小乌龟

工作中的我，行动力很强，为了达成目标，可以忽略许多情感因素，包括自己的和别人的。这种状态是在职场打拼近20年的结果，在工作中或许有用，但在家庭教育中却行不通了。

如果说我像一只反应敏捷的梅花鹿，那么女儿婷婷就像一只慢吞吞的小乌龟。她写作业特别磨蹭，上学一个月了，几乎天天都是班里最后一个交。老师找我谈了几次话，家人为此也都很操心。我内心有点沮丧：自己是个"学霸"，怎么会生出这么个"学慢"来？虽然如此，表面上还尽量安慰家人："婷婷需要一个过程，慢慢培养起好的学习和生活习惯。"

有一天，婷婷写作业时，我看到她又分心了，急得朝她大吼一声。小家伙惊了一下，开始一笔一画地描字。每天早上穿衣服也像是一场"慢"与"快"的斗争：我一遍遍念叨"快点"，不时训斥几声，实在看得不耐烦了，想要插手帮忙，但婷婷却不愿意："妈妈，我自己能来，不要你帮忙！""妈妈，你弄疼我了！"

一快一慢的母女俩会碰撞出什么呢？焦虑、暴怒、责骂、无奈、内疚……我真的不希望这样，相信婷婷也不希望这样。我的希望是：孩子能独立、快乐地成长，我能做个既温和又达成目标的妈妈。女儿希望什么呢？我问她，她说："妈妈，早上我就是没睡醒，我想多睡一会儿。我不想让你生气。""妈妈，我喜欢和你说话，也喜欢和同学说话。我觉得慢一点儿没什么，最后一名也挺好的。"

我分析了一下女儿的特质，她大约属于"乐天型"，目标感不强，很擅长人际交往。但女儿的话还是让我很焦虑：这孩子怎么没有上进心呢？老公倒不以为然，他说："我小时候在农村生活了几年，刚上学也比较懒散，后来到了三年级的某一天，自己突然开窍了，行动就快了。"我可不能等着女儿某一天"突然开窍"，我一方面努力缓解自己的焦虑，更多地接纳女儿，欣赏她；另一方面尝试用各种方式使她快起来。

比如用沙漏计算起床时间。我很神秘地问她："你觉得能在沙子漏完之前穿好衣服吗？我看有点悬。"小家伙证明了几次她是可以快的，然后又慢了下来。所以，我会在她起床前多做些准备：放放音乐、用热毛巾敷一下脸、告诉她早餐有她特别爱吃的三鲜馄饨等。有时候，在她起床前，我也会先干会儿自己的事情，以转移注意力。日常谈话时，我还会"无意"地聊到一些关于时间的话题："外婆从小告诉我，早起的鸟儿有食吃。""起床动作快，我们在游乐场就能多玩几个项目。"慢慢地，婷婷起床不再那么艰难了，偶尔有一两次，她还站在门口催我："妈妈，你怎么那么慢呀？"

写作业分心怎么办呢？老师说，有一次一堂课（30分钟）之内，婷婷只写了两个字，除了发呆，就是四处张望，或是跟同学聊天。于是，我带婷婷在家里重点练习写字的速度。我写4个生字，让她照着写，每个字写7遍，并告诉她："如果能在25分钟之内写完28个字，就算完成任务。"然后我走到另一个房间收拾东西，一会儿就听到她叫："妈妈，你看我这个字写得很漂亮！"

"先写完，再看哪个好看。"

"妈妈，我想喝水。"

"写完了再喝。"

……

安静了一阵子，然后听到婷婷兴奋地叫我："妈妈，我写完了！"我一看时间，才7分钟！字还写得很不错！真是大大超出了我的期待。为了进一步巩固，我又让婷婷写三批生字，每次写28个，她的速度稳步提升——6分钟、4分钟。我在她的写字本上批注"真棒！进步很快！！"还圈出写得好的字，告诉她为什么好，小家伙开心得小脸红扑扑的。

婷婷的学习不断进步，从最后一名上升到第三十、第二十几名，中间也有过一两次波动。最终，我在一年级"听写全优"的学生照片里，看到了她那熟悉的苹果脸，粉粉的，开心地笑着。

当对"慢"的焦虑散去后，我看到了越来越多女儿身上的"美"：她善解人意，在我累的时候会帮我捶捶背、捏捏肩膀；她很关注人，上学几天就能叫出班里几乎所有同学的名字，每天早晨遇到同学，都是她先热情地打招呼，牵着同学的手走进校门；她很乐观，进步一两名就开心得不得了，相比我小时候，虽然一直在班级前5名，却没觉得有什么可高兴的。她时常告诉我一些好消息："妈妈，我们班有两个同学的'小鱼'升到第五级了！""那你呢？""我在第三级呀！再攒10个小贴片，我也能升级了。"无分别的爱心，高下立现。

我和女儿的奇妙组合真是上天的安排。这两年来，我越来越感恩生命，让我有了这样一个温婉可人、与我迥然不同的女儿，为我的生活添加了一些"慢"的品味，扩展了我"生命的宽度"。我欣赏自己，去尝试各种方式，尽可能地关爱女儿，也努力完成目标。我的灵活性和韧性似乎都在增强。我接纳自己，有时候"淡雅和润"，有时候也会"狂风暴雨"。当我的急躁伤害到女儿时，我会向她道歉："妈妈是很爱你的，只是太着急了，对不起！"

可以用一幅画面来展示我和女儿的关系：梅花鹿牵着小乌龟来到一片树林，希望她开开眼界，能轻快地前行。小乌龟呢，慢悠悠地领着梅花鹿看风景、闻花草香、倾听鸟儿的啼声、感受晒在背上的暖融融的阳光……或许有一天，小乌龟会华丽蜕变，"嗖"地一下超过梅花鹿；又或许，她就这么一直慢慢前行，体验着属于她自己的幸福。

我和母亲、女儿在生命中相遇，我们彼此关爱、支持，也有许多争执，有许多"未满足的期待"。但当我越来越平静和知足时，我就能更好地接纳和欣赏她们。我不必成为母亲眼中"理想的女儿"和女儿眼中"理想的妈妈"，也不苛求她们成为我心目中那个"温柔的妈妈"和"利索的女儿"。我们都自由地成为"最好的自己"，为家庭做着独特的贡献。

让父母做自己　　王俊华

2012年，95岁的奶奶去世。悲伤的丧礼过后，我看到疲惫操劳的父母，忽然惭愧地意识到：父母早已是七十多岁的老人了！这些年来，他们一直在农村陪伴和照顾奶奶，我们也更多地关注奶奶，而常常忽略了他们。是时候让父母安度晚年了！我有责任为父母构建一个幸福晚年。然而没想到，我的想法和做法遭到了父母的拒绝和反对。

先是"住哪儿"的问题。

父亲退休前，一直在县城工作，母亲也在县城生活过一段时间。后来因为常住农村的奶奶生活不能自理，他们才回到农村生活的。现在，农村的生活条件比多年前好了不少，但毕竟用电用水、道路交通等不如县城方便，再考虑到父亲的社交圈子主要在县城，弟弟和二姐也都住在县城，所以，我希望父母能回县城居住。但是，父母却不愿意，反对的理由很多：舍不得院子里的那片地；自己种的蔬菜水果，吃着放心、省钱；每个月的20日，父亲都要为村里书法协会会员组织讲座；回村这么多年，村里婚丧嫁娶的条幅、斗方等，基本上都是父亲帮着写的；哥哥一家还住在农村，需要帮衬，等等。

接着是吃穿的问题。

现在早已不是缺吃少穿的年代了。我认为，父母上了年纪，一日三餐讲究荤素搭配，三餐之外再补充点营养，穿得体面一些，买衣服就买质量好的，这些都是应该的。可父母依然过得简单得很，家里有种的，绝不吃市场上卖的；有3元一斤的苹果，绝不买5元一斤的；衣服只要合身，破了就补补，补好了继续穿。不管我怎么做，似乎都影响不了他们：家里的营养品常常放到过期，新衣服都压到了箱底，他们碰也不碰。有时候，他们甚至还会埋怨我买这些东西是浪费钱。

再说用度的问题。

这么多年来，父亲一直骑那辆老式自行车，我担心他的安全，想给他买辆新的，他坚决不要。家里只有一部固定电话，我给他换成了手机，他也不用。最让我受不了的是，就连平时做饭，他也不用煤气灶，而是烧煤球炉。

父亲是20世纪60年代初的大学生，退休前曾任职过公社书记、县教师进修学校副校长等职务，在当地的教育界很有些名气。从小，他就是我心目中集智慧和勤奋于一身的偶像，不仅是我们的依靠，更是我们的骄傲！我不能理解，如今的父亲和一个地道的农民有什么两样？这一点让我难以接受。

我希望父亲能与时俱进，并尝试着说服他、改变他。

有一次，我又说到买手机的事，父亲干脆地拒绝了。我急中生智，找出身边的一些老人做比较，想要刺激刺激他："您看甘叔叔和张阿姨，一直都用手机，还是智能的。人家会上网，会用微信，还经常在朋友圈里分享东西呢！"这一次，父亲像是败下阵来，他面露愧色，老实地承认："你说得对，我这个人就是比较守旧，喜欢清静。新的东西、人多的场合，会让我紧张，我不能像他们那样轻松地应对。"

看到父亲像个做错事的孩子一样，我的心像被鞭子抽打着。我这是在干什么？从什么时候起，我开始在"教导"父母？难道我比他们更懂得怎样安度晚年？我自己定下了一条"完美晚年"的标准，然后把它套用在父母身上，以"爱"和"孝"的名义去评判、改造他们，期待他们成为我想象中的样子。其实，父亲已经和我小时候心目中的样子不一样了，不再那么光芒万丈了，是我真的没发现，还是不愿意承认而已？

在我外甥的婚礼上，父亲是最年长的长辈。婚礼现场有一个环节，让父亲一个人坐在长长的沙发中间，在摄像机镜头前，接受一对新人的叩拜，给他们发红包，并配合主持人互动。从知道自己要上场的那一刻起，父亲就显得有些手足无措了：他怕坐上沙发的时刻早了一些或是迟了一些，怕坐的位置偏左了或是偏右了，怕掏红包的速度慢了，怕回答不上来主持人的问题……当时，我站在离父亲最近的位置上，看到他面对镜头时那张局促不安的脸，一阵心酸、心疼涌了上来，久久地挥之不去。

生命如同一条抛物线，上升阶段不断收获，下降阶段则不断失去。我们学到的、获得的，也许都要一点点地还回去。这是生命的自然过程，任何人概莫能外。

回过头来想想"为父母构建一个幸福晚年"的愿望，我的耳旁响起一个清晰的声音："那是谁的期待？"是我的。我想用自己的方式向父母表达爱，即让他们过上一种我想要他们过的"幸福生活"，哪怕那种生活是他们不熟悉、不喜欢的，甚至是令他们感到紧张的。这不是父母想要的。

父亲曾经说过："我的时间，一是做饭，二是弄这片菜地，三是练字。"这是他理想中的生活状态，是我们自己觉得不够，好像做子女的不尽心，怕外人说起，面子上挂不住。

期待让自己辛苦，那么很有可能，被你期待的人也很辛苦。我被自己的期待"绑架"，却不曾想过，被我期待的父母也被我的期待"绑架"。马斯洛说，符合父母的愿望，这种针对孩子的愿望和计划，就像给他们穿上了一件看不见的紧身衣。对父母又何尝不是如此？要知道，期待是我们自己的，我们要为自己的期待负责，别人没有义务去满足它。别人可以有别人的期待，并为那个期待负责。

关于衣食住行，每个人的观念和生活方式有很大差异，但这只是熟悉不熟悉、喜欢不喜欢、习惯不习惯的问题，没有谁对谁错、谁好谁坏。

爱与理解、信任、尊重无法分开，否则，即使是建议，也会变成负担，成为干扰。

爱父母，而不捆绑父母；爱父母，就让父母做父母。

解放了父母，也就轻松了自己。

读懂母亲　　张忆文

在我儿时的记忆中，母亲是严厉的，总是马不停蹄地忙碌着，让人很难接近。我不知道如何能使母亲高兴，似乎只有在我取得好成绩的时候，她才会露出心满意足的表情。说实在的，我怕她，并且花了很长时间才承认自己内心深处有一份"恨"。

第一次画原生家庭图时，要回顾父母的成长经历。我头脑中母亲的童年是这样的：12岁时，她像往常一样送外公出外教书，一条河隔开父女两人，他们从此再没有相见。当外公落叶归根时，已经是在一尺空间中。当年，外公离家3年后，外婆去世了，三兄妹在一个姨婆的照料下相依为命。

我曾为自己没有外公外婆而颇感不平，没有感受过母亲心中的痛，或许是因为那时还没有经历过"丧失"吧。直到有一天，我在生命线丧失事件中写下了外公的逝去，并用一封信与他建立了那么一点儿联结。那是我第一次尝到"丧失"的滋味，对于母亲长久以来都未言说的痛也有了一些同感。

我开始慢慢理解母亲：那个时候的她年纪还小，除了压抑这份情感、不停地做应该做的事情，别无选择。我曾鼓起勇气问母亲，外公的离家对她造成过哪些影响。母亲只是轻描淡写地说，让她入党经受了更大、更长的考验，没有其他。我想，大概母亲也不知道吧，她心里那份无处可诉的"怨恨"和"被抛弃"的恐惧也无意中影响了我们。我并不责怪母亲，所幸的是我对此有了觉察，并且有机会为此做些事情。

那以后，母亲的形象开始丰满起来：她在田间小路上，与小两岁的妹妹一起去上学。路上，姐妹俩为了要不要省下吃早饭的两分钱而起了争执，旁人看着可怜，准备施舍一些，但母亲倔强地拒绝了；报考大学时，母亲因为家庭成分的缘故，不得不改读师范，千里迢迢从安徽到北京来读书；毕业后，诚实本分的她本来可以留在母校学生处，她却因为想教书，宁愿去偏僻的清河中学；因为批改作业耗时费力，没人愿意教几何，她便一个人承担了全校的几何课程，嘴里还说着："我年轻，又没有家庭负担，累点不怕。"这一教就是4年，最终，她获得了"北京市先进教师"的荣誉；和父亲结婚后，母亲继续住在学校里，那时清河的交通很不方便，他们聚少离多。好在多了一份惦记，母亲不再孤单；父亲被调往成都支援三线建设，母亲跟随而去，在南下的火车上生下了姐姐。

我出生后3个月，父母带着姐姐和我回老家探望病重的爷爷。母亲不忍心把幼小的我留在老家，只得在成都找了一位保姆帮忙照顾。长大后，我也听母亲提到过这段往事，有一次半夜醒来，我因为找不到保姆而痛哭不止，无奈之下，父母只好连夜把我又送回保姆家。这便是我埋藏在心底的"怨恨"——有一天，我大声对母亲喊叫："你为什么把我放在别人家养？我恨你！我真的恨！"当时的我，对于母亲也和我一样承受着骨肉分离之痛的事实没有丝毫怜悯，更看不到她为我所做的一切。

父亲在攀枝花工作了7年。为了让他有机会调回成都，母亲带着我们3个孩子在成都生活，既要工作，又要忙家务。1976年地震，大家都在地震棚里住，母亲却每天上楼做饭，好像从来不惧怕死。80年代初，父亲调回北京，我们一家又回到了北京。此后，几个孩子分别上大学、结婚生子……日子就这样一天天地过去，我和母亲的关系也在悄然发生变化。我对她的生活经历很好奇，她也愿意跟我讲述越来越多的往事。虽然有些禁忌始终没有突破，但我对母亲的了解和敬佩在日日加深。

2009年，父亲因脑溢血抢救之后效果不佳，一直昏迷不醒。住院期间，不管刮风下雨，母亲每天都往返于医院，怎么劝都阻止不了。父亲回家养病后，母亲也是一天不曾离开，哪怕和我们外出吃饭，她也总是急匆匆地赶回家，生怕冷落了病中的父亲。这样一照顾就是4年，她默默地付出着，只可惜扭转不了父亲成为"植物人"的事实。我们姐妹希望母亲能够离开北京一段时间，好好散散心。2013年，母亲去了成都。没想到，在成都待不到两个星期，母亲就离开了这个世界！

当我写下这篇小文时，是母亲离世363天又12小时。在成都这片生我养我之地，与母亲再一次通过文字联结，深深的眷恋让我屡屡潸然泪下。回顾母亲与我，有多少相似、多少不同？我们的生命线牢不可分。

妈妈，感谢您赐给我生命！您一生的故事散发着坚韧和倔强的光彩，不是几个形容词可以描述的。您留下的品格是我一生享用不完的财富。妈妈，天堂已经是您的家了，在那里您必不孤单，有一天，我也会在那里与您相遇，我还想再做您的女儿。

妈妈，我现在在为很多母女工作，帮她们化解感情纠葛，让她们真正从心底相亲相爱。每当我帮助一个想要靠近母亲却又不敢上前的女儿，或者一个渴望女儿靠近却又不会表达的母亲，就如同在你和我的关系中编织了一条条丝带，总有一天，它会像彩虹一样联结阴阳两隔的我们。我想，那个时候，我们会看到彼此脸上会心的微笑，淡淡的，默默的。

我变了，家就变了　　　雷静果

曾经有一段时间，我们一家三口的状态是这样的：每天，老公回到家，都会批评指责孩子。他有一双鹰一般犀利的眼睛，总能看到孩子做得不够好的地方。厉声呵斥，呲着牙，皱着眉，脸上挂着愤恨和焦虑——这是他经常性的表情动作。而我，只要一看到他这样子就忍不住了，不等他说完，便开始更大声地呵斥他、指责他。这种场面，用"螳螂捕蝉，黄雀在后"来形容，再形象不过了。

我记得几年前在萨提亚课堂上，有些话令我印象深刻：无条件地接纳孩子，温和而坚定，更多地欣赏、鼓励和认可孩子。我觉得这些话正确无比。

说说"无条件地接纳"吧。这句话听起来简单易行，实践起来却遇到了各种各样的考验和挑战。以前，我对孩子高标准、严要求，不允许他比别人差，否则就是一顿数落训斥，现在则一门心思想要弥补以前的伤害，把不好的影响降到最低。所以那一段时间里，无论孩子有什么要求、提什么条件，我都会满足，甚至远远超过他的预期。我以为这么做就是满足孩子的期待，能让他感觉到我无条件的爱。但我不懂：无条件地接纳，是接纳孩子这个人，而不是他的所有行为表现。如何把人与事分开？我的概念很模糊。每当孩子发脾气摔东西、踢门、骂人时，我真不知该怎么表达"既让他知道哪些行为是不可以的，又让他感受到我对他的接纳"。

有人说："你太溺爱、娇纵孩子了。"我听了不以为然，心里想着："这叫'无条件地接纳'，你们不懂。"如果老公也不认可我的做法，我就会觉得他不接纳孩子，就会和他较劲，直到让他同意并接受我的观点。可想而知，因为孩子，我们经常吵架。我忘了另外一句话——"和谐的婚姻关系是送给孩子一生最好的礼物"。当时的我，并没有觉察到自己对老公的言行会对孩子产生影响，因为我根本没有意识到家庭是个系统。直到有一天，孩子听到我对老公的指责时，说出了这么一番话：

"你们一争吵我就烦！你们这样影响到我了！

"他天天指责我，你天天指责他，我烦透了！

"他天天这么焦虑，他心烦就会对我施加压力。三个人绑在一起，谁也干不成什么事。你永远有忙不完的事，他有开不完的会、改不完的材料。我对你们失望了，你们就会吵吵吵，我烦透了！我走还不行吗？"

这些话对我来说无异于一颗炸弹。我听出孩子有很多愤怒、委屈和无助，他觉得爸爸妈妈吵架都是因为他，他感到内疚，不敢再对我们有任何期待，也不再和我们联结。我想到，孩子平时对爸爸说话不尊重时，我没有制止过，久而久之，他觉得我总是会护着他的，把我当成靠山，目中无人。我想到，我平时对老公说话也是这样的，口口声声"为了孩子"，事事我说了算，不把老公的意见和建议当回事儿。天啊，孩子的行为表现不正像我吗？我经常要求老公透过孩子的行为看到他内心深处的期待和渴望，而我自己却不能看透老公的期待和渴望。

终于，我惊醒了！"螳螂捕蝉，黄雀在后"，这样的游戏我不要再玩了，我决定打破这个恶性循环。

从改变自己开始。首先，我与自己的生命能量联结，焕发出生命本身的光彩。用一个美好的比喻来说，那就是"我回家了"——我找回了自己，回到了内在和谐、安宁、富足之中。我所做的、所呈现的，都是发自内心深处。如同萨提亚女士所说的："当我和自己完全和谐的时候，就像一束光接近另一束光，在相遇的那一刻，是一个生命接近另一个生命。在和谐的状态中，所有生命都在与这个生命交谈。"

慢慢地，我不再被老公的言语、表情激怒——我把"情绪按钮"掌握在自己手中。当老公指责孩子的时候，我尝试用一种平静的态度与他交流。他反馈说："你这样说话，我就能听进去了。"他是个聪明人，改变很快，我及时地欣赏他，我们之间的交流变得越来越顺畅，这让我充满感激。

对孩子，我也可以慢慢表达。看到孩子不恰当的行为方式，我保持平和，直接告诉他我的想法和感受，也告诉他我对他的爱不会减少。我不再害怕对孩子说"不"，因为有了界限，孩子更有安全感了，而这正是我想给予的。

就这样，家庭中每个人的能量都在一点点变化。温和而安定，这正是我想要的家啊，也是老公和孩子需要的家！我们彼此温暖相连，相互支持陪伴。现在，我能够看到家庭中的每一个人，看到各自所在的层面、各自的状态。若是将视野放宽，格局放大，我还能看到整个系统，在一个系统里做选择，这种觉察使我与自己、家人，与周围的人和环境，与这个世界的关系都得到极大的拓展和自由，所有关系都变得舒展而美好。

当我遇到一个人时，我能看到他在努力向上，向着好和善，用尽全力地成长。我自己是这样的，我相信另一个生命也是这样的。我们都拥有一切所需的内在资源，可以顺利地成长起来。

亲情，没有解不开的结 孙继
<small>┈┈┈┈┈</small>

在学习萨提亚模式的过程中，我有两个最突出的收获，那就是"好奇心"与"界限"。这两大法宝，让我从一个"较真、给人压力"的人变成了一个"温暖随和而又不失原则与责任感"的人。我的变化带来了整个家庭动力系统的变化，爸爸妈妈变得比从前更柔和、更快乐，连叔叔婶婶们也从中受益。

爸爸是家中的长子，有3个兄弟姐妹，而三叔是最小的一个。三叔跟爸爸最像，但也是跟爸爸起争执最多的。兄弟俩一样的浓眉大眼，一样的正直善良，一样的争强好胜，也一样的暴脾气、爱较真。每次大家族聚会，他们总是说不了几句话就吵起来，而且争吵的话题大同小异：三叔抱怨社会不公、贪官横行；爸爸指责三叔没有确凿依据胡说八道、不负责任。这或许和他们不同的职业生涯有关。三叔是一名工人，曾经两次获得"市劳动模范"称号，如今已下岗多年。爸爸曾是一位优秀的检察官，目前病退在家。每次争吵过后，两个人都生了一肚子的气。婶婶劝三叔说："大哥身体不好，你就别在他面前说那些他不爱听的。"妈妈也劝爸爸："老三这些年下岗生活不易，你就让他发发牢骚，别跟他较劲了。"可是，这些劝告好像没什么作用。

有一年中秋节，大家都来到我家聚会，爸爸和三叔又见面了。不过，这一次发生在他们之间的故事有了令人感动的新情节。

当时，我正在厨房做饭，听到外面爸爸和三叔的声音又高了起来，赶紧喊爸爸来帮我煎鱼。爸爸进了厨房，满脸的不高兴。我没有像往常那样，在心里评判爸爸的脾气和做法，而是带着好奇心，打算探索一下他的冰山。

我问："爸爸，三叔是不是又说了什么不合适的话？你好像不高兴了。"

爸爸"嗯"了一声，没有接茬。

我继续问："每次三叔一说那些话，你都很生气，你是不是觉得他那么说会带来什么不好的影响？"

"是啊，他要是出去也这么乱说，不一定会捅出什么娄子呢！"

听了爸爸这句话，我的脑子里立刻想到画原生家庭图的情境。爸爸妈妈这一代人经历过"文革"，所以爸爸有一个观点：乱讲跟政治相关的话是很危险的。于是，我跟爸爸核对："你是觉得三叔这样讲话很危险，担心可能会给他带来伤害，是吧？"

"对啊！"

"我明白了，原来你是因为关心三叔才生气的呀。"

"那当然了！我不关心他，干吗跟他说这些？！"爸爸的气似乎还没有消。

我说："我能理解你的担心。你是怕三叔因言惹祸（观点），害怕他受到伤害，所以特别着急（感受），这才批评他（行为、应对方式）。你为了他好，但他并不认可，反而坚持要说，这让你更焦虑了（感受），所以才会发脾气，用更激烈的方式批评他（行为、应对方式）。"

爸爸点点头。

我继续说："我觉得，你冲三叔发火，背后其实是有一个希望——父母去世比较早，你作为大哥，特别希望自己的兄弟姐妹都能平平安安、健健康康的，是吧？"

爸爸使劲儿地点头。我注意到爸爸的表情变化，知道他心里其实很心疼三叔。

"我相信你是因为爱三叔、心疼三叔、希望他安全（渴望），才特别着急的。那下次三叔再那么说的时候，你能直接告诉他你替他担心、希望他平平安安的吗？先不着急批评他说得不对，先告诉他你的爱和关心，这样，他也许更能接受你的建议。"

"嗯。"

爸爸虽然答应了，但我猜这不是他习惯的表达方式，对他来说可能还有点儿难。这时候，我脑子里又跳出"界限"一词。爸爸是爱三叔的，但有些责任是三叔自己要负的，爸爸"越界"要去替三叔负责，这可能也是烦恼的根源之一吧。我想在这个层面上再跟爸爸沟通一下。

我说："因为爷爷奶奶去世早，你是不是有种'长兄为父'的感觉？在你眼里，三叔一直都是那个需要你关照、呵护的弟弟？"

"嗯，是有点儿。"

"爸爸，其实三叔今年也五十多岁了。你还记得沈老师在成长课上关于'担心'是怎么说的吗？"

"记得。她说，担心等于关心加不信任。"

"记得真清楚，你真厉害！既然如此，我们要怎么做呢？"

"保留关心，放下不信任。"

"嗯，那你愿意保留对三叔的关心，同时信任他已经是个成年人了，可以自己辨别是非，也可以自己承担一些事情带来的后果吗？"

"嗯。"爸爸这会儿笑了。

我接着说："多年以来，你都希望三叔平安，但他可能并没有意识到。你总是批评他，他却还是跟你说那些，你猜是为什么？"

"可能他还是信任我的吧！"

"我也这么觉得。我想，三叔虽然每次都跟你争执，但他心里还是特别敬重你这个大哥的。他想得到大哥的支持和认可，也许他心里一直悄悄地希望有一天你会说：'三弟，你说得有道理。'你愿意满足他这个渴望吗？"

"嗯，有这个可能。"

看到爸爸已经眉开眼笑了，饭菜也准备得差不多了，我张罗大家上桌吃饭。出乎我的预料，爸爸举起酒杯，面对坐在身边的三叔说："三弟，这么多年来我一直以大哥自居，没有意识到你已经是个成年人了，能为自己负责。很多时候我说你，但没有考虑到你的自尊，我向你道歉。"

当时，桌上的十几个亲戚都愣住了，三叔的泪水在眼眶里直打转。

爸爸有些哽咽，继续说："三弟，我批评你是因为担心你，有些话在家里说不要紧，我怕你在外面乱说惹祸。以后我还是会提醒你，但会换个你能接受的方式，咱们都是活到老学到老，一直成长进步！"

听到这里，我真为爸爸骄傲，一边鼓掌一边说："爸爸，你真棒！你真勇敢！我要敬您一杯！"大家也都纷纷举杯，三叔更是带头一饮而尽，饭桌上的气氛一下子热烈起来。爸爸和三叔回忆起童年往事，眼睛里都闪着感动的泪光。

我感受到，爸爸与三叔这两个"硬汉"的心终于可以面对彼此柔软地打开了。不强求对方的认可，也不必担心会受到伤害。因为在渴望中联结，爱在他们的心中自由流动起来。那份爱，照亮了整个房间，也照亮了家里的每个人。

萨提亚模式是什么？有人说是一个著名的心理治疗流派，有人说是普适的幸福学，有人说是长效的领导力发展。一年多以来，通过学习，我对萨提亚模式有了自己的认识和理解：萨提亚模式是光，它帮人们找到自己的光，去照亮生命的历程；萨提亚模式是能量，它帮人们激发内在，去唤醒生命原本的激情与活力。

站在人生的转折点　　小龙哥

求学——工作——结婚——生子——养老——去世。

我曾经以为自己的人生轨迹就如这般沉闷单调、无法脱逃。那，就好好活着吧，趁年轻。于是，我像周围多数的朋友、同事一样，除了工作，其他的大把时间都挥霍在了酒吧里、游戏厅、KTV……我以为这种生活就是自己想要的全部。

2007年，一场突如其来的疾病摧残了我的身体。我停下躁动的脚步，开始思索怎样才能活得有意义而快乐。工作中一次偶然的机会使我接触到了心理学，我就像发现新大陆一样，发现了自己的兴趣所在。2012年，我报名参加了中科院心理研究所的"心理资本"研究生班，并在课程中接触到了萨提亚模式这个温暖而神奇的心理学流派。

2013年10月，我来到北京，第一次学习萨提亚模式专业课。懵懵懂懂之间，一次次被击中、敲打，我在情感的激荡中度过了五天。记得最后一天的家庭重塑课，作为案主的我联结到了一直以来深藏于内心的感受、期待和渴望，我清晰地看到一个渺小、孤独而委屈的自己，泪水夺眶而出。

课程结束后，我迫不及待地与太太分享感受，但她似乎无动于衷，甚至怀疑我陷入了"传销"的陷阱。那好，改变就从我自己开始吧！

我努力探索太太的冰山，去理解她行为背后的期待和渴望。慢慢地，我懂得了太太对我的爱，这份爱中还包含着一些紧张、一丝担心，她用习惯性的方式把这种感情表达出来，此时的我应该真诚地告诉她我的感受，并给予她更多的理解和关爱。

儿子性子急躁，每当他遇到事情大喊大叫的时候，我及时觉察自己的状态，不受情绪掌控，关注儿子的感受，接纳、安抚好他的情绪，而不是单纯地禁止他喊叫、摔东西等行为。

面对消沉的父亲，我能感受到他乖张脾气之下的自责。我的父亲一生拼搏，生活大起大落，他自认为没能给我们提供好的生活条件；中年丧妻，形单影只直到晚年，他的内心渴望与我们联结，得到我们的认可……当我察觉到这些的时候，自然就可以放下偏执、急躁，更耐心地对待父亲，更多地陪伴和支持他。慢慢地，父亲也渐渐走了出来，和小区里的老人们有了交流，脸上露出了笑容。

或许是太太感受到了我的改变，2014年伊始，她也走进了萨提亚亲子课堂。然而，我太急于看到太太的成长、孩子的进步和家庭的变化，我希望太太有更深的触动和更大的改变，但太太却感觉我总是以孩子成长、家庭幸福等理由控制她、要求她、指责她。于是，和平的家庭变得硝烟弥漫。我看到的是太太学习的不足、身体与感受的失联，以及她对家庭的负面影响，感受到的是自己的挫败、自责，但似乎又无力摆脱。

好在随后进行的第二次、第三次专业课，给了我们再次内省和成长的机会。我摆脱了激动的状态，学会用一种客观的态度来观察认知，和太太也有了更多交流。面对她偶尔的任性和小脾气，我不再紧张无措，而是从容淡定地接纳她的情绪，探索她内心的渴望，及时给予滋养。

夫妻间的默契也体现在教育儿子上。我们放下以往对儿子的许多期待，真正接纳这个有着强壮体魄、热血性格的独一无二的生命，尊重他的个性，让他在自我展现的过程中快乐成长。

回首两年多的学习经历，从一开始的误打误撞到如今的深入其中，从养育儿子的困惑到对家庭成长充满信心，从自己单枪匹马到与身边的人结伴同行，这一切都源于萨提亚模式。它带给我的变化是丰富多彩的：我发现生命中的人如此可爱，处理身边的事情如此从容，疼痛仿佛离我越来越远。我的工作变得卓有成效，同事关系和谐，部门配合密切；我在学校里开设萨提亚课程，引导更多学员发现自己的内在资源，焕发新的生命力；我和同事们走进大山深处支教，感受与孩子们在一起的温暖；我和社会公益机构联系，与他们一起帮助更多的人……对生命充满信心——明白"我是谁""我要怎样生活"，关注内在的力量，我相信自己的生命将更好地绽放。

行笔至此，我想起月光下和太太的一番对话。

> 我：如果十年前咱们接触到萨提亚，那该多好！我相信，现在的路一定走得更远、更长！
>
> 太太：晚了吗？你不是跟我说，在这条路上引领我们前行的有着大爱的智者们，八十岁（贝曼老师）却如同孩子一般可爱，九十五岁（玛利亚老师）却如同姑娘一样绽放？他们也一直走在路上。

我释然了，坚定了。是的，这是一条没有止境的成长之路，什么时候上路不重要，重要的是我们已经上路。

重温相爱的美好　　小龙妹

我和小龙哥相识于埋头苦读的高中年代，相恋于两地鸿雁传书的大学时代，历经八年的思念与等待，终于在同一个城市定居下来，开始了婚姻生活。和许多夫妻一样，短暂的美好之后，我们的生活陷入了平淡无趣甚至争执的状态。2010年，儿子的到来给这个家带来了暂时的幸福和满足，然而幸福之后，生活的压力又一次向我们袭来。

2013年，老公走进了萨提亚课堂。随后，在他的影响下，我也走进了萨提亚课堂。我记得第一次上课的情景，听到"心理营养"时无比激动与震撼；懂得了情绪的能量没有好坏之别，只有转化的强弱之分；理解了"沟通的层次"没有孰轻孰重，只有真诚表达与彼此尊重。

最让我印象深刻的是这么一件事：

当老公询问我上课的感受时，我噼里啪啦地评判了一番上课的情景。老公提醒我："你是刚刚插班进来的，而大家已经是一个相对熟悉的团体，突然有一个陌生人加入，你和大家有什么感受？"

感受？我还真没有什么感受呢！我想，大家既然是来学习的，就应该积极探讨问题，总不该把时间浪费在谈感受上吧。

老公让我再仔细想想。啊！有了，课间看到其他学员三五成群地聊天时，我感觉到有些孤单。

老公继续启发我："孤单让你产生了什么情绪呢？这些情绪是否使你对同学们的分享只顾理性地分析、评判，而没有好好地倾听呢？"

啊！原来如此。全身心地、不带评判地倾听！

在接下来的课程里，我有意识地放下自己的超理智，适当减少提问和长篇大论的分享，用心聆听每一个案主的言语，感受他们的情绪。听着、看着、感受着、哭泣着、微笑着、回味着，慢慢地，我那僵硬冰冻的内心就像一颗被剥开的洋葱，辛辣的味道时不时刺激我的感官，让我感觉被激活、被滋养。很多次，我跟随老师的引导，和案主一起"曝晒"在烈日下，释放着痛苦，凝聚着能量，让生命力一点点成长。

走在萨提亚的路上，生活的感悟、婚姻的滋味、家庭的成长显得如此不同。我慢慢懂得，养育孩子的过程原来就是自我成长的过程。

有一天，儿子在书写板上创作曲子，并开心地叫着："妈妈，我唱给你听啊！"儿子唱得很不错，有节奏，有音准，还会不停地改变结尾。我翻过书写板，对儿子说："看好了，照着这个高音谱号重新画一个吧！"儿子嘴里念叨起口诀，两只小手左右轮流握笔画着。几分钟后，他突然发飙了，一下子扔掉画笔，推倒画板，大声嚷嚷着："妈妈，我画不好！"

对于儿子的这种表现，我并不十分吃惊——他经常这样，一遇到不顺心的事情就发飙。在儿子两岁半的时候，我因为工作原因离家大半年，回来后就发现他养成了这种坏习惯。以前，我总是说教，实在没办法，自己的情绪上来了还会动手打儿子，想让他安静下来。可是，在这样的处理方式下，儿子的情绪变得越来越糟糕，我们的冲突也越来越激烈。直到学习了萨提亚亲子课，我才醒悟：儿子，你给了妈妈学习成长的机会，就让我来做一个"温和而坚定"的妈妈吧！

于是，我耐心地看着儿子吼叫、推翻东西，无助地宣泄愤怒、挫败、委屈和伤心。过了一会儿，我轻轻地把他揽入怀中，很诚恳地点头说："嗯，确实有点不好画。让我们一起来试试吧！"我拿起画笔，和儿子一起念口诀，稍微笨拙地画了一个。儿子看到后，似乎有了信心，忘记了刚才的不开心，抓过画笔再一次尝试。终于，他歪歪斜斜地画好了，可是和旁边的印刷版一比较，立刻又火冒三丈："妈妈，我画得不好，这个、这个，都出来了！"他的身体因为太用力吼叫而有些颤抖，"我要把桌子摔了！"

我平静地看着怒气冲冲的儿子，轻轻地说："你可以生气，但是不能破坏东西。"

"我要打妈妈！"儿子转而指责我。这是儿子最喜欢用的引起我愤怒的伎俩，以前我每每被点燃，但现在不会了。

"你也不可以伤害妈妈。"我温和而坚定地说。

"我可以，我就要打妈妈！"儿子冲了上来。

我立刻抓住他的双手。被控制住的儿子变得更加愤怒，他来回扭动着，大声叫喊："你放开我！"

我平静地告诉他："对不起，妈妈不能放开，因为你要伤害我。你这样做不对。"

小家伙歇斯底里地叫喊，像牛犊一般挣扎着、踢腾着，上蹿下跳，满脸的泪水和汗水交织在一起。我几次差点儿抓不住他，累得气喘吁吁。

这个时候，儿子看到了客厅里的爸爸，似乎找到了靠山一样，挣扎得更起劲儿了："你走开，我不要见到你了。你放开，放开！"

"妈妈不走开，妈妈会一直陪着你，会很有耐心地等着你。妈妈只是告诉你，你不能伤害任何人，包括爱你的妈妈。"

老公走了过来。我在心里祈祷他不要干涉。只见他坐到书桌边的小椅子里，平和地说："我支持妈妈，你这样伤害妈妈是不可以的。"我的心里感到一阵温暖。

最后一线希望破灭了，儿子用尽全身力气狂喊："我不喜欢你们两个，你们两个都走开，离我远远的……"

我轻声对儿子说："我和爸爸不会离开，我们会一直陪着你，你是我们的宝贝，我们爱你。"老公也接着说："是的，我们会一直陪着你。因为爸爸妈妈都非常爱你。"

终于，儿子说："好吧，我不伤害人了。"但他的语气里还有明显的怒气。

我把儿子拉到身边，凝视着他，问："你刚才说什么？太大声、太快速了，妈妈没有听见。"

"我不伤害人了。"儿子的声音小了一些。

我再一次把儿子拉到眼前，更近地看着他的眼睛，温和地说："看着妈妈，慢慢地说，平静地告诉我。"

"我不伤害人了。"儿子已经没有怒气了。

我张开双臂紧紧拥抱儿子，温柔地用手抚摸他的后背。儿子立刻柔软了下来，长叹一声，趴在我的肩头，声音沙哑地唠叨着："我不喜欢你们两个，我不要你们陪着我……"老公向我竖起了大拇指，我用眼神向他表达感谢。我们微笑着，静静地听儿子唠叨。

儿子宣泄完，挣脱我的怀抱跑开了，自个儿去一边玩耍了。

晚上临睡前，我跟儿子谈心："你觉得刚才妈妈的表现怎么样啊？"儿子不出声。我接着说："对不起，以前在你生气发火的时候，妈妈做得不好。"儿子抬起头，眨巴着眼睛问："你小时候不听话，你的妈妈也会打你吗？"我没想到儿子会这样问，一阵诧异，又感到一阵愧疚。我缓缓地凑到儿子身边，轻轻抚摸着他说："对不起，妈妈以前打你是不对的。小时候我不听话的时候，我妈妈确实是打我的。在你出生以后，我很想做个好妈妈，可是我不知道该怎么做啊，于是我就照着我妈妈的样子来做妈妈了。"儿子听完，突然笑了。我真诚地问："你可以原谅妈妈吗？"儿子很有男子汉气概地说："没关系，我原谅你了。"

从儿子的眼睛里，我看到了大度和可爱。

我终于明白，为什么我那么深爱着儿子，而儿子却总觉得父母爱得不够。那是因为我们没有把爱通过身体语言温暖而有质感地表达出来。

我由衷感谢老公引领我走上萨提亚之路。从此，我们的生活中出现了各种让人欣喜的小变化：

一天，老公和儿子发生了小摩擦，儿子哭闹着向我告状，我平静地告诉他："你要自己去解决和爸爸之间的事情，那是你们两个男人之间的事情。"

一天，我和老公交流养育问题，严重的意见分歧使我感到愤怒、挫败和焦虑。回到办公室，我画完自己的冰山，觉得有必要再和老公进行一致性沟通，于是拿起手机拨通了电话……

儿子迎着爱的阳光与雨露渐渐展现出生命的张力，老公在自我成长的道路上愈发坚定，我因为内在的苏醒、自我价值感的提升而变得更加积极向上。是萨提亚，让我感受到了情绪的流淌，也感受到了情绪带来的能量。我在努力而又认真地寻找着滋养的力量。滋养家庭的力量，是爱、理解、沟通和关怀。

懂得，让我们深深联结　　剑敏

　　早晨，我坐在家里看一本有关亲密关系和死亡主题的书。突然，一个莫名其妙的念头跳入了我的脑海。我决定停下来，看看这个念头想带给我什么。

　　"如果脑海中的情境真的实现了，我又能得到什么？"我问自己。

　　哦，是渴望！我渴望得到更多人的认可。

　　"那么，这种认可与我向老公索求的认可有什么不同吗？"我继续问自己。

　　似乎是相同的，只是人群大小不同而已——前者是一群人的认可，后者是老公的认可。

　　"我还需要这样做吗？把'被认可'的期待放在一群人或一个人身上？我到底期待自己是个怎样的'我'呢？"

......

随着一层层探索，我的脑海里出现了几天前的场景。那天我做萨提亚工作坊的助教，第一次带领学员们做家庭雕塑。就在那个当下，我有着一份由内而外的笃定和能量。想到那一刻，我的内心出现了答案：无须再索求外在的认可，我这样的存在就是价值！我开始欣赏自己"不争"的个性，它给我的生命带来惊喜，让"我是"的能量如风中的种子，随着机缘去绽放，我的心中充满了喜悦。就在这个时候，老公正好推门而入，看到我微笑的面容，他说他读到了"喜悦"。懂得，让我们深深地联结。

这是我运用萨提亚模式的一个小场景，它就这样一点一滴地渗入我的生活中。不管是重大的冲突事件，还是日常的小觉察，萨提亚帮助我不断深入了解自己，引领我回到属于自己的生命力里。在这样的历程中，我和老公的关系也在生命力层面有了联结，尽管我们之间偶尔还会有相互冲突的观点、行为，但都不足以遮挡我们各自散发闪耀的生命力之光。

时间回到2010年的那个夏天，我在家专职带孩子，老公在外工作。很长一段时间，我们的矛盾聚焦在一件事情上：老公总是想外出参加同事聚会，而我表面上尊重他的选择，背地里却独自伤心失落。直到最后，我再也无法装出一副"尊重"的姿态，开始要求老公，却发现自己已经无法左右他的决定了。我以为我们的关系已经到了不能调和的地步。

就在这个时候，一位朋友介绍我参加了成蒂老师的"萨提亚亲密之旅"的课程。我耐着性子上完了第一天的课。到了第二天，随着学习的深入，我的内心备受煎熬，就像抓住了挽救夫妻关系的最后一根稻草，我努力学习冰山工具的使用、沟通姿态等，还观看其他学员的案例呈现。在这个过程中，我的指责情绪时不时地冒出苗头，但总是适时地被身边一些"一致性"的学员给压了回去。第三天学习原生家庭图，我和老公被邀请做个案明星。当开始描述现在的家庭关系时，我的第一句话就是："我觉得自己特别委屈……"成蒂老师带领我遇到了幼年的自己，那时的我渴望父爱，害怕表达，一直背负着委屈和痛苦。多年的情绪像冲开闸门的洪水倾泻而出。看到这些，老公深深地理解了我——这一天，是我和老公亲密关系修行之旅的起点，我感谢上天赐予的这份丰盛的礼物。

上完课后，我和老公的关系进入了平缓期，表面风平浪静，却也有暗潮涌动。通过第一次的学习，老公迅速地进入了个人成长模式。我们各自要为自己负责，于是，他不再为我的感受负责，俨然一副和我没有任何关系的样子；而我却还活在庆幸之中，以为我们已经恢复了往日柔和的关系，于是毫无觉察地像从前一样"付出"，得到的结果是老公的拒绝——他已经敏锐地觉察到，我的"付出"背后是潜意识里的"讨好"。

2011年，我和老公第二次参加萨提亚的亲密课程。在课程中，我看到了一个极低姿态的自己。生活中，老公总是打着"为自己负责"的名头，对我提出各种指责，而我一直都是默默忍受。看到这样"讨好"的自己，我的心里生出许多愤怒。现在回想起来，"自己"就是在这个时候慢慢苏醒的吧！

课程之后，我开始反击老公所谓的"为自己负责"：不再为他整理行李箱，不再为他做饭，不再为他买衣服出谋划策……停下所有为他做的事情，让他从行为上去"为自己负责"吧！但是很快，我发现这样的反击似乎并不能奏效，我依旧得不到期待的夫妻关系。而且，这种反击不仅是在和他作斗争，更是在和我自己的信念作斗争。比如，不整理行李箱，我就不得不放弃整洁的要求；不做饭，我就会因为感觉自己没尽到妻子的责任而心怀愧疚；不打理衣服，我就只能接受他那样的穿衣品味。这分明是在为难自己啊！

就在这样不断冲突的生活中，我尝试着寻找自己在夫妻关系中的界限。从被要求自我负责，到要求对方也自我负责，再到开始探索自己到底需要什么，我终于明白：老公要求我为自己负责，这在我看来意味着不被关注，我体会到被拒绝、被抛弃，而这些感觉又让我想起童年时熟悉的孤单和无助。

当感觉累积到一定程度的时候，最终会以愤怒的形式爆发。所以，"愤怒"就是我的信使，提醒我忽视自己的需要已经太久太久了。有了这个提醒，我开始面对和承认自己从小缺乏父爱的事实，并尝试在现实生活中慢慢调整我和父亲的关系。直到有一天，父亲拉着我的手，指着远处的风景向我表达感慨。我的心融化了，这就是父爱的感觉，我终于体验到了！

回到我自己的家庭关系中，我在个人成长的道路上不断前进，但是和老公的矛盾却没有显著化解，反而呈螺旋式上升。老公很有悟性，又能说会道，我认可、欣赏他，也期待他能认可和欣赏我的变化。然而老公不愿意这么做，他始终坚持："那是你自己的事情，你无需外在认可。"是啊，他说得不错，我也认同这个观点，只是我的内心是多么需要他的认可和欣赏啊！我背负着这样的期待过了很长时间，直到彻底失望。

除了失望，我还有愤怒——愤怒于老公的"双重标准"。诚然，他在日常生活中并不追求外在认可，但是当别人赞美他时，他会在无意间表现出得意的样子。不是说"无需外在认可"吗？他那得意的样子揭穿了"无需"的假面具。对此，他的解释是："我也是一个普通人。"这种解释让我不能接受。

在最艰难无助的时刻，冰山工具激发了我的智慧。通过探寻内在冰山，我发现期待的背后实际上是渴望得到老公的爱，就像小时候期待用好成绩得到父亲的认可一样。得到父亲的认可，就能得到他的偏爱，我又回到了童年的模式——这个发现让我不禁哑然失笑。我和老公一起经历过风雨，我内心很确定：他是非常爱我的。当看到了这一点，"认可和欣赏"的期待刹那间分崩瓦解了，不再执着地存在。也就在此时，我意识到自己总是把期待放在老公身上，当期待一次次落空，我所能做的就是去爱自己。

我记得，这也是贝曼老师给我和老公布置的一个任务。课后，我花了一晚上的时间绞尽脑汁，冥思苦想，罗列出许多爱自己的方式，而最重要的一点就是保持"一致性"。想到这里，我浑身彻底轻松和释然。

在这次学习中，老公也看到他内在的"自己"，向我表达了理解和歉意。没有失声痛哭，也没有半点委屈，我微笑着接纳他。那份淡定，连我自己都惊诧了。我体验到和自己在一起的轻松自在，这是我有生以来第一次有这样的感觉。如此真好，外在发生的一切都是可以的。

生活中的考验时时刻刻存在。在接下来的时间里，我们的关系有时仍然会陷入"为自己负责"的疏离感之中，不过与此同时，彼此的联结也在持续加深。随着学习的深入，我触碰到了自己内心的许多部分：哀伤、愤怒、恐惧……在一次个案呈现时，贝曼老师给了我一个充满爱的拥抱，我体会到了全然地被爱和被接纳，不禁失声痛哭。又一次，我在爱中疗愈了！从此，在自我探索的过程中，那个拥抱总是在提醒我：我是值得被爱的，要关爱自己，和自己在一起。

四年过去了，我慢慢走出了老公巨大的影响圈。从一次次的冲突、一次次的探索中，我越来越清晰地看到了自己那份笃定的光芒。而老公也越来越欣赏我在成长过程中的那份真实、细腻和敏感。

时至今日，我和老公的联结已经非常深了，有时甚至能感受到灵魂深处的共鸣。带着今天的体验回顾过去，我要感谢老公当时那份铁了心的"为自己负责"，因为它，我彻底"断奶"，开始自我成长，自我关爱。而这样的成长和关爱带来的回馈，竟然是在亲密关系中真正的爱和支持。

面对往日的痛苦，我有什么要说的呢？感谢痛苦，让我长大成人。

面对帮助过我的萨提亚老师，我有什么要说的呢？感恩他们的疗愈，让我遇见真实的自己。

面对今天的自己和老公，我有什么要说的呢？感恩我们认真实践萨提亚，才收获了生命的厚礼。

我深深理解 / 每一种关系都是学习成长的契机 / 是我们此生修行的功课

中岁颇好道 / 晚家南山陲

兴来每独往 / 胜事空自知

行到水穷处 / 坐看云起时

偶然值林叟 / 谈笑无还期

和她一起成长   梁波

2010 年，妻子邀请我参加一个亲密关系的工作坊。当时我正面临家庭、事业等多重压力，加上天生好奇，便答应了。没想到，这么一句随意的应承，竟然开启了我人生道路的新篇章。

此刻的我，坐在电脑前，思绪像花朵一样绽放，过去的生活场景历历在目。参加工作坊之前，我和妻子的关系可以用一句诗来形容："东边日出西边雨，道是无晴却有晴。"我觉得还好，但妻子却仿佛活在另一个空间。对于她的痛苦，我感到很费解。现在既然学了萨提亚，就让我用"冰山"的方式来呈现我们每个阶段的关系，以及我内心的种种变化吧。

在当时多种矛盾冲突交织的情况下，即萨提亚所说的"压力情境"，我的冰山基本是这样的：

面对妻子的口诛笔伐、声泪俱下，我的行为是生气地争辩，或者自己出门待会儿；应对方式是忍让，不愿意起冲突，但心里很不服气；心里的感受是生气、压抑，还有对感受的感受——难过、伤心；我的观点是"自己挺好，没什么需要改变的""被绑住，不自由""妻子爱较真、小题大做，又很善变，好的时候觉得我什么都好，不好的时候则不断苛责与刁难，像利箭一样，让我躲都躲不开"。

每当我出门后，妻子便会有强烈的"被抛弃"的感觉（我后来才知道）。接下来几天，我们的应对方式变成了冷战，互不理睬。直到我调整好自己的情绪，心平气和了，再用"讨好"赢回妻子的谅解，得到短暂的和睦。

那个时候，我无法看到更多的冰山层面，不知道自己的期待与渴望，更不了解妻子的期待与渴望。上完成蒂老师的课程后，我了解了妻子的原生家庭，探索了她的冰山，触碰到她的渴望。这时，我看得更广、更深了：

我的应对方式是"超理智"，回避了真正问题，自己怎么可能没有问题呢？观点是"我坚持自己的需要，太自我了""妻子有许多担心、被抛弃和孤独感，她是一个脆弱的人""在她眼中，我还是很好的"；我期待自己能"再努力、宽容一些"，期待妻子"能照顾好自己的需要"，而妻子则期待我"找到并面对自己的问题，继续成长"；我渴望自由，妻子渴望被爱。

工作坊结束后，回到现实生活中的我们，对彼此有了清晰的了解。仿佛共度了一段美好的时光，我们相敬如宾，亲密又甜蜜。我记得成蒂老师在课堂上引用《懂得爱》一书中的"关系的五个阶段"，我认为自己和妻子正处于"共同创造期"，并且信心满满地给我们的关系打了100分。现在回忆起来，那其实只是整合之后的短暂浪漫而已。

好景不长，虽然我们那么理解对方，但要对方为自己负责的习惯一时难以改变。我的"自由"渴望依然没有达成，并且认定是妻子的种种限制阻碍了它的达成。不久，我们又回到了各自熟悉的沟通姿态里，不同的是，这次我有了更好的武器——我可以振振有词地告诉妻子："请为你自己的需要负责。"看到她需要的时候，我不再伸以援手，而是狠心地让她自己去面对。

这么做，我似乎松了一口气，终于可以不用背负她的种种指责了。但是妻子似乎更加愤怒，也更加压抑了。

在这段时间里，我们的关系紧张而疏离。如果说以前我们的关系中有矛盾、压力，我们还可以通过指责、打岔、超理智去宣泄，而现在，大家的觉察力都在增加，联结和亲密却在大幅度降低。这一阶段，我的冰山状态如下：

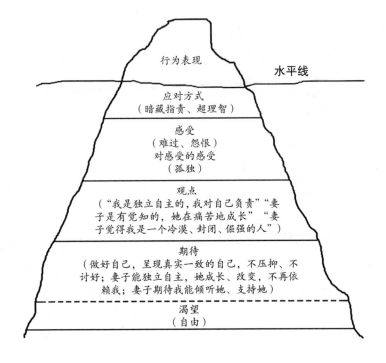

"自由"是我一直以来的渴望。我以为，当期待达成时，自己就一定自由自在了。在一段时期内，我有过很多自主的决定、毫不犹豫的拒绝、斩钉截铁的切断，它们的确给了我"独立自主"的感觉，但我却没有感到轻松自在。这是为什么呢？我和妻子就像是在黑暗中摸索的两个人，好不容易摸到了对方，却又冷漠地忽略彼此的需要。

后来因为工作需要，我参加了安吉老师的"心领袖"工作坊。在她的引领下，我更加深入地了解了冰山转化，通过长期多次的三人组练习，积累了许多冰山转化的经验。这一阶段，我和妻子都对萨提亚非常着迷，我们常常做对方的咨询师，在大家心情和关系都好的时候，会深入地就最近发生的矛盾进行冰山探索与转化式治疗。

看到我在萨提亚咨询技巧方面的快速进步，妻子一方面表示惊讶、钦佩，另一方面又觉得我看别人很清楚，但仍然没有深入了解自己。我感到自己可以看清妻子的需要了，偶尔也有意愿和能力去联结她，只不过整体而言，我们之间还是疏离多于联结。亲密，对我们而言，是一种难得的奢侈。

这种状态一直持续到妻子参加贝曼老师的专业课。贝曼老师要进行亲密主题咨询，邀请几对夫妻做个案明星，妻子很兴奋地给我打电话。第二天，我们如约而至。从此，我的心彻底被打开，和妻子的关系也翻开了新篇章。

当我们坐在台上，贝曼老师开始和我们联结。他问我们现在的感受是什么，我回答："高兴、兴奋、紧张。"他笑着点头，并用手掌点了三下，表示通过这个问题，他对我的沟通姿态有了基本认识：清晰条理的超理智。接下来，贝曼老师用提问将我们带到过去——我和妻子初次相识的时候，我们彼此喜欢、欣赏。美好的回忆使我的无意识的防御开始松动，我完全沉浸在自己的冰山里，没有注意提问，也没有用头脑去思索提问背后的含义。

不知何故，贝曼老师主要在我的身上下功夫，这使得我内心多少有些不悦与恼火，为什么不是她？明明是她有那么多显而易见的情绪和问题。咨询结束后，有位学员也提出了这个疑问，贝曼老师说："我会挑选更有力量的一方去转化。"这个回答让我产生了"被认可"的小喜悦。

更美妙的事情发生在回家后。我一个人坐在厨房里，静静地喝着一杯热水。我的"内在冰山"开始完全融解，我看到了自己的执着，泪流满面。想起课堂上贝曼老师对我的隐喻——一个五岁的小将军。多年来，我总认为是妻子妨碍了我追求自由的需要，但事实并非完全如此，妨碍我的还有对自己的要求、自己主动选择的角色责任，是我不允许自己去实现自由的渴望，是我不接纳自己，反而通过外在投射来责怪最亲近的妻子：我把对自己的愤怒与怨恨变成了对她的愤怒与怨恨。这些话，现在写出来是这么简单，但受困于其中的我，却用了近两年的时间才看清"狡猾"的自己。

在厨房里坐了很久，当杯子里的水开始变冷时，我有了一个新决定：再也不要忽略自己，真正为自己的需要与选择负责。这一刻，我似乎看到那个五岁的小将军冲我挥了挥手，转身跑开了，消失在虚空的世界里。

第二天，贝曼老师邀请我们再次上台，谈谈新感受。怀着激动与感动，我与大家一起分享了自己昨天的历程。在大家面前，我垂泪诉说着，是自己的不允许造成了外在自由的匮乏。现场气氛热烈，许多人都被深深触动。贝曼老师慈悲地问我，是什么给我带来了改变？我回答："被看到、被允许。"是贝曼老师先看到了我，然后一致性地通过画面描述出来。顺着他的手指，我这才看到内在的自己。对于贝曼老师来说，他似乎只是简单地"允许"那个内在的我的存在，让渡给我一丝丝的心理空间，过去被卡住的记忆与体验便自然而然地流淌与转化了。"此刻你的感受是什么？你的眼泪是什么含义？"贝曼老师慈爱地问。我泪流满面却满心欢喜，回答道："是喜悦！"贝曼老师顿了顿，面向大家说："喜悦是内心的疗愈。"

这真是一次美妙的体验、一段美妙的旅程！我终于联结上自己，获得了真正的自由。从此，在和妻子的每一次互动中、每一段对话中、每一个眼神交流中，我都能看到自己的内心。我深深地理解了萨提亚的那句话：生命在关系中流淌，而润泽的关系更加滋养我们的生命。

在成长的路上，我有相濡以沫、共同成长的妻子，有亲爱的女儿，我是多么幸运啊！还有帮助过我的心灵导师们、朋友们，让我越来越坚信生命力之光不仅能照亮自己，也能照亮整个世界！

接纳孩子是一堂必修课 骆煜

青春期的儿子有些逆反，如何接纳他，对我来说是一门重要的功课。把自己变成一只空碗，才能容纳更多的躁动、脆弱，亲子关系才能变得更加开放、和谐。

冲突，在上学的路上

一天早晨，我开车送儿子上学。学校离得很近，只有十几分钟的车程。由于平时工作忙，和儿子聊天的时间非常有限，所以我抓紧这十几分钟，一路上问了他很多学校的情况，比如"哪天期中考试？""中午练球都有谁？"没想到，儿子一脸不耐烦的表情，语气恶劣地说："大早上的，别唠叨这些行不行！"我当场就被噎住了。

我记得自己上中学的时候，也特别烦父母唠叨。尤其是早晨，只有路上这么一点儿时间，我希望能像默片《摩登时代》

一样高效紧凑地度过：刷牙、洗脸、吃早饭、出门、到学校，然后从早读课开始才释放能量。而在此之前，周围发出的任何声响，包括父母的叮咛，都会令我心烦意乱。

我能理解儿子的感受，但不接受他的态度。我说："你态度恶劣，请向我道歉！""我没错，为什么道歉？"当时离学校还有800米，我决定给儿子一个小小的惩戒，于是一边踩刹车，一边严厉地说："你下去！"儿子被撵下车，把车门摔得山响。我连看都没看他一眼，自己一溜烟地开走了。

和解，在放学之后

晚上，儿子放学回来，我们都表现得像什么也没发生过。

吃过晚饭，儿子要写一篇名为《青春》的演讲稿，是政治课的作业。上网查阅资料时，他突然感叹一句："老师让我们查青春期的种种逆反表现，是不是在打预防针啊？"我趁机说："你逆反了，道歉吧！"他还嘴硬："我没错，为什么道歉？"但脸上的表情却是讪讪的，然后问我："有什么办法能避免吗？"我没有进一步打压他，而是很清楚地告诉他："不要避免，让它发生。只要不是太出格，当时想发火就发火，过后该道歉的要道歉。"想必儿子对这个答案颇满意，于是打开了话匣子，跟我讲了很多学校的事情，直到十点钟要睡觉了，还意犹未尽。

儿子这算是在用实际行动表达歉意了。

若是在以前

这件事情如此云淡风轻地就过去了，但若发生在以前，很可能会演变成一场愤怒的冲突，随后是接连数日的冷战。

以前的我会怎样应对冲突呢？一般刚开始的时候，我会压抑愤怒，试图通过长篇大论地摆事实、讲道理，让儿子羞愧难当，当场认错。当然，这个目的通常是达不到的。然后，我会失望、愤怒，认为儿子不可理喻，同时感到自责，觉得孩子变成这样，都是我和他爸爸一手造成的，尤其是他爸爸。

我先生在冲突中又会如何应对呢？他的做法有时候跟我很接近——理性说服，有时候则会像炸药桶一样瞬间爆发，甚至诉诸暴力。不过，对于孩子的行为，他更多地会把原因归结于先天气质，而较少自责。

我和先生有很多相似之处：知识分子家庭背景，从小学业数一数二，德、智、体、美全面发展；自认为通情达理，对孩子的教育很上心，方式多半是"以理服人"；我们都承认对方为孩子付出了很多，因而常常理直气壮地对孩子表现出的"代际退化"吹毛求疵。

我们之间也有很多不同之处：在理念上，我会反躬自责，认为要先改变父母才能改变孩子，先生则认为我们已经做得很好，至少，他已经不可能做得更好。在行为上，我会在苦口婆心的教育方式无效后情绪崩溃、伤心流泪，转而要求先生和我一起"每天进步一点点"，而先生可能会愤怒、咆哮，甚至动手，然后后悔万分。对于我的沟通努力，他也许会粗暴地甩出一句："要不你管，我不管了！"

我们的教育方式的差异反馈到儿子身上，让他学会了阳奉阴违，"当面一套，背后一套"。这让我们更加愤怒和绝望——我们多希望他成长为有独立见解、敢作敢当的男子汉啊！

从父母身上找原因

我始终坚信：孩子的问题出在父母身上，而问题根源在于我们的教育方式的差异，让他困惑、无所适从。往深里说，就是孩子没有安全感。

那么，是什么造成了我们的教育方式的差异呢？为什么我相信孩子，在先生看来却是不负责任？为什么我宽容孩子，在先生看来却是娇惯纵容？为什么我极端反感先生的暴力行为，而他却坚信"9岁之前挨打对男孩子的成长至关重要"？

以前，我对这些问题百思不得其解，直到接触了萨提亚模式中"原生家庭"的概念——你之所以是现在这样，皆由成长经历决定。你出生和成长的那个家庭，家庭成员的心智模式和行为模式，对你的影响极其深远。

我的原生家庭是这样的：慈父慈母，尤其是父亲，可以跟孩子们打成一片。从小到大，无论是成绩起伏还是丢了东西、干了坏事，父母都不曾对我和弟弟有过任何严厉的惩戒，也几乎没有对我们提出过很高的要求。这种教育方式带给我们的感受是：我们是让父母喜出望外的好孩子。特别是我，身为姐姐，更多了一份额外的"被委以重任"的荣誉感。

先生的原生家庭呢？慈父严母，是家中的独生子。高级知识分子家庭出身，从小就被高标准的各种规矩管教着，凡事不仅有原则，还有明确的量化指标，有时候甚至需要踮着脚才能达标。正统的教育理念使先生养成了很好的生活习惯和学习习惯，但他并非热爱学习，只是因为在这样的大事上没有自主决策权而已。所以，先生的显意识是反感、对抗，潜意识里却不免有依赖的成分。先生24岁那年遭遇父亲过世，母亲将他"逐出家门"，他过了7年的独立生活，方才长大成人。

从原生家庭来洞察我们的行为和思维模式，我彻底打开了心结，全然接纳了先生与我的不同。接着，我分析儿子的原生家庭：我和先生都是"超理性"的应对方式，我们从小优异的学习表现和现在强大的理论说服能力给儿子带来了压力，他每天都像生活在无影灯下，无所遁形。就像实验室里的小老鼠，怎么可能独立自主、有见解呢？所以，他最后采取的应对方式一定是阳奉阴违的"讨好"。

重建轻松的家庭氛围

我意识到，儿子要建立坚实的安全感和敢作敢当的自信心，首先要改变家庭氛围，让他能够彻底放松下来，敢于表达不成熟的想法，敢于尝试可能失败的事情。怎么做到这些呢？我想到的是：在我们三个人的关系中，先让儿子处于一个平等，甚至在初期可以是相对优势的地位，"矫枉"先"过正"。

方向明确后，我提出了一个"三角关系三角债"的游戏构想：儿子是我的上线，我是先生的上线，而先生又是儿子的上线，这样转圈管理；上线可以不讲理地批评，甚至"欺负"下线，但下线绝对不能批评上线，也不能进行"正当防卫"，而只能通过"修剪"自己的下线来进行间接调整。

这个游戏一方面避免了直接对抗，另一方面赋予所有家庭成员参与权和发言权，有点儿像《罗伯特议事规则》中所讲的，大家都只对会议主持人发表意见，而不直接针对某个议案的提出者。至于上下线关系的设定则是基于我家的实际情况：爸爸要在儿子面前树立权威性，而作为丈夫，对妻子可以百依百顺。我是妻子，也是妈妈，大约有"扮演弱者"的天分和天职吧！

在游戏中，儿子的积极性被充分调动。他从"修剪"我的过程中获得了十足的快感和自信。我们家经常上演这样的喜剧——儿子说："妈妈，你怎么这么烦呀！你又……"我立刻扭头对先生说："你管不管他？他的态度太恶劣了吧！我觉得这事儿是这样的……"先生扭头告诫儿子："你不能这样对妈妈，她是为你好，我觉得她说的也有点儿道理……"儿子又扭头对我说："我爸说的根本就不对，我觉得……"因为是个游戏，大家心态愉悦轻松，也都不得不听完对方发言，反而能够心平气和地达成沟通。

一段时间后，儿子的话语权越来越大，表达越来越完整流畅，先生也增添了不少幽默感，我们的家庭氛围彻底改变了。有句话说得好：情绪变了，关系就变了，很多问题就迎刃而解了。变化的启动常常需要一个按钮，而我们家的按钮就是萨提亚模式。从我灵活运用"原生家庭""家庭模式""亲密关系""冰山理论"等基本概念，让自己变得更包容、开放和坚定的时刻开始，我与孩子、先生与孩子的关系也都有了可喜的改变。

爱孩子，可以慢下来　　　陶洁

　　时光匆匆，转眼间，孩子已经16岁了。现在的他，不仅帅气，更是个善良、有个性、有爱心、积极进取的孩子。当然，他有时候也会抱怨、生气、拖拉、偷懒儿、长时间地玩游戏等，但是和以前相比，最大的不同是：他慢慢学会觉察自己的不良情绪和行为了。这在以前，几乎是无法想象的。

　　当年，我初为人母，面对一个鲜活的小生命，心中蕴含着满满的爱。我辞掉了令人羡慕的工作，选择了回归家庭、相夫教子。也是从这个时候开始，我又是学习育儿知识，又是攻读心理学，为的就是养育好孩子。

　　孩子到了上学的年龄。开学第一天，班主任带领学生和家长一起参观学校，我记得宣传墙上赫然写着"赢在起跑线上"，当时不知怎么的，自己像是被这几个字催眠了：对，爱孩子就应该为他的输赢负责！

我开始思考如何让孩子赢在起跑线上。都说"技多不压身"，我陆续给孩子报了一些培训班，比如奥数、英语、写作、游泳、跆拳道、高尔夫球、合唱团、鼓乐队、钢琴演奏……一段时间下来，孩子在一些大小比赛中获得了可喜的成绩。"聪明""有前途""考人大附中实验班的苗子""将来参加国际奥数比赛"……在周围人的一片赞赏和殷殷期待中，我和孩子策马扬鞭，奔跑、奔跑，一路上看不到风景，只有狼烟四起、战火纷飞。

六年级下学期的一天，孩子像一头被激怒的雄狮，怒目圆睁，指着打开的窗户冲我吼道："要不然你住嘴，要不然我从18层跳下去！"刹那间，连空气都要凝固了，我瑟瑟发抖，一个念头油然而生：你留下，我跳——让我跳到地狱吧！从那天起，孩子自己做了一个决定：每周一、周三、周五上课，周二、周四、周六、周日休息，或者索性就不上学了。"他曾经是个多好的孩子啊！被老师赞赏，让家长骄傲，为什么会变成这个样子？"我很茫然，心绪纷繁复杂得快要彻底崩溃。

孩子出了什么问题？我该怎么办？

"如果孩子有问题，很可能与父母有关。"一个朋友这样对我说。2009年，我带着极大的焦虑，将信将疑地走进了萨提亚家庭重塑工作坊、萨提亚个人心灵成长工作坊。

在工作坊中，我被深深震撼了。一次冥想时，一个小女孩出现在了我的脑海中：她头扎马尾辫、性格开朗，但两只眼睛里分明有怯懦。班上其他小朋友都被爸爸妈妈接回家了，只剩下小女孩一个人，她喃喃地说着"我怕，我怕"，独自蜷缩在小床上，用被子蒙着头抽泣："妈妈，爸爸，我怕，我听话……"可是，即使小女孩再听话、学习成绩再好，也等不来爸爸妈妈。在成长的路上，小女孩一直挣扎着、求索着爱与认可，与此同时想挣脱家与爱的捆绑。她听到的总是"我们这样做是为你好""我们爱你才管你的"；看到的总是其他小朋友天天和父母在一起，而自己却很少与父母相见；感受到的是孤单、无价值、压抑、绝望和愤怒。

是萨提亚，缓缓撩起了遮挡我心灵窗户的纱幔，让我与内在的小女孩相遇，牵着她的手，一起踏上心灵成长的美妙旅程。我看到童年的自己苦苦寻找被爱、被认可、被欣赏未果，而今却在不自觉地重复经历，期待从孩子身上找回自我价值。我曾被父母的爱捆绑得几近死亡，现在我的孩子又被我以"爱"的名义鞭笞得想要从18楼跳下！我是在逼迫他填满自己期望的黑洞啊！觉察到这一点时，我倒吸了一口冷气："太可怕了！"不过，惊吓的同时也有惊喜，一股微弱的暖流从脖颈经由心脏通达全身，让我感受到从未有过的轻松与舒悦。

觉察，令我放慢了脚步。我蹲下身来，抱起那个孤单的小女孩，静静地看着她，任凭泪水流淌。"你能活到今天，我真的很欣赏你。从此我们在一起，再不分开，再不孤单，关爱自己，喂养自己，做自己最好的父母，可以吗？"小女孩使劲儿地点点头，她哭得那么轻柔，笑得那么甜美。

觉察，也令我联结到去世多年的父母。终于有一天，我双膝跪地，面对他们的遗像，大声哭喊："爸、妈，对不起！女儿想你们，爱你们！"

在觉察的路上，风景越来越美。春天有迎春花、碧桃吐露芬芳，夏天有月季、睡莲争相辉映，秋天有菊花、红叶各显风采，冬天有腊梅、君子兰赏心悦目。好的园丁清楚每种花的特性，懂得因地制宜，适时适度地松土、施肥、浇水、剪枝，然后慢慢等待花朵绽放。都说"孩子是祖国的花朵"，那么在祖国的大花园里，我的孩子是哪一种花呢？不管他是哪一种，我开始欣赏他的独特性，尊重他成长的节律，接纳他绽放的方式——我要把自己的爱，以他可以接受的方式，慢慢呈现出来。我想，孩子就像一颗种子，父母既是园丁又是土壤。松土、施肥、浇水不仅是为种子创造良好的成长环境，也让土壤更加肥沃。当父母可以很好地学习、成长、绽放时，孩子就可以更好地呈现出独一无二的生命状态，更加自信，更好地为自己的选择及其后果负责。

爱孩子，我可以慢下来；爱自己，我可以定下来。"知止而后有定，定而后能静，静而后能安，安而后能虑，虑而后能得。"佛家讲：定能生慧。生命因吾慧而绽放！感谢孩子，让我联结了萨提亚；感恩萨提亚，让我联结了自己，联结了人、自然、宇宙的能量。体验到"第三度诞生"的我，启程在生命成长、绽放的路上！

成为孩子的"知心妈妈"　　　　袁华娟

孩子在成长的过程中，难免会遇到这样那样的问题。以前，我一遇到女儿不听话、闹情绪等，就容易发脾气，内心很焦虑，跟女儿的关系也很紧张。学习萨提亚模式之后，我内心越来越平静，遇到问题能够坦然面对，女儿跟我也越来越亲密，愿意把心事告诉我。

当孩子恐惧上学时

上一年级才两个月，女儿就出现了"学校恐惧症"。一周之内，我三次接到老师的电话，说孩子吐了，让我接回家带去医院，结果每次一到家，她立刻一点事都没有了，能吃能玩能睡的。还有一次，我刚把女儿送到学校门口，她就开始头疼想吐。我猜，女儿一定是在学校遇到了无法承受的压力。

以后，当我再接到老师的电话时，就把女儿接回家，或者带到工作单位，给她买好吃的，不提学习上的事。等到女儿高兴的时候，我主动跟她聊天，问她是不是在学校不开心，她说："是的，老师特别凶。"我不做任何评价，也不给什么建议，只是全然接纳女儿的感受。

渐渐地，女儿跟我说得更多了。有一次，她说："妈妈，我觉得特别丢脸，我没有得第一。"我说："学习再好的人，也不能次次都得第一。妈妈认为得第一不那么重要。""可是，以前最差的同学都比我考得好，我觉得丢人。"听到女儿这么说，我隐约感觉到她的"学校恐惧症"跟考试成绩有关。但我没有追问，而是选择耐心等待，当女儿觉得足够安全之后，她也许会主动告诉我的。

有一天，女儿告诉我："妈妈，我这次语文只考了98分，没得100分，我心里很难过。"我说："妈妈听到你得了98分，心里很高兴呢！""可是，我听其他同学说，他们只要没考100分，回去就要挨打。""爸爸妈妈以前从来没打过你，以后也不会，更不会因为考试成绩打你。无论你做了什么事，爸爸妈妈都爱你。考试成绩不重要，你每天都开开心心，爸爸妈妈爱你，这些才是最重要的。"

这时候，女儿才哭着讲出了真正的原因："妈妈，我撒了谎。我英语考了70多分，我不敢给你看，怕你生气不爱我了。"我抱住她，说："英语没考好，你一定心里很难受。妈妈是这样想的，你没考好，是因为我们之前没有上过任何英语班，没有基础。你看，你的语文和数学就非常好，因为你认字很多，自己能看很多书，数学在幼儿园也学过，所以觉得很轻松。但英语一开始没接触过，所以觉得特别难，没考好，妈妈非常理解。"

我问她："我怎么没看到英语卷子？老师没有让家长签字吗？"女儿哭着说："我没敢给你看。我把分数改了，让爷爷签字，然后就扔到垃圾桶里了。我有好几次都是这样做的。对不起，我撒了谎。"

我搂着女儿，等她哭完了，告诉她："谢谢你把这些事情告诉妈妈，妈妈听到你说真话，特别高兴。妈妈希望你以后在学校遇到不开心的事，都能这样跟妈妈讲讲。只要讲出来，你就不会这么难受了。"

女儿擦干眼泪笑了，问："妈妈，如果有人用一座金山来换我，你跟他换吗？"

我坚决地说："不换！你是妈妈最最珍贵的宝贝，用任何东西都不换！"

"用一座金山加一座银山，再加一座铜山和一座钻石山也不换吗？"

"不换！"

"那用无价之宝来换呢？"

"不换！"

女儿开心地笑了，说："妈妈，我爱你！"

这次谈话之后，女儿的"学校恐惧症"完全好了。

当孩子被人欺负时

有一天，女儿回到家跟往常不一样，做作业的时候非常烦躁，而且要求我陪着。我想，她也许遇到了不开心的事。我静观其变，等她自己说出来。

一开始，女儿抱怨作业多，一边做一边哭，还让我帮她做一题，我答应了。可是当我准备帮忙时，她又冲我发脾气，一边发脾气一边哭。看到女儿这样无理取闹，我确信发生了什么事情。根据以往的经验，只要我允许女儿发泄，每次她发泄完之后，都会说出真正的原因。果然，过了一会儿，女儿告诉我："妈妈，今天有人欺负我。"听她说完事情的始末，我安慰道："被人打了肚子，一定很疼吧？过来，妈妈抱抱。"女儿躺在我怀里，继续流眼泪，哭了一会儿，她起来接着做作业。

这时候，老公听到动静进来了，看到女儿脸上的眼泪，批评道："为什么不一放学就做完作业？早干什么去了？现在发现作业做不完，开始着急了吧？"女儿赶紧摆出一副认真的模样，不敢造次。我告诉老公，女儿今天被人打了，很委屈。老公说："别大惊小怪的！人家也不是故意的。小朋友打打闹闹是常有的事。"接着，他又批评女儿不应该传闲话，惹怒了别人。我想，女儿一定会感愤怒和委屈，"为什么我被打了，还是我的错？"

做完作业，女儿开始收拾书包。她一不留神，把什么东西掉在地上了，见我没理会，就抱怨起来了："妈妈，我的东西掉在地上了，你也不来关心我一下！"看来，她的愤怒和委屈因为爸爸的不接纳，又增加了。我对女儿说："妈妈听到是一些笔掉在地上了，我觉得你自己可以解决。"我拿了一本绘本上床坐下，说："妈妈在床上等你，收拾好书包后来这里听妈妈讲故事。"我可以接纳女儿的情绪，但是也设立一些界限，不过分迁就她。

过了一会儿，女儿上床了，她背对着我躺下，继续指责我不关心她。我说："妈妈非常关心你，只不过你长大了，有些事情可以自己解决。"接着又问她："爸爸刚才说那些话，你是不是觉得很委屈呀？"女儿不说话。"你知道爸爸为什么那么说吗？因为他是男生，小时候经常被人打，也打别人，所以他觉得被打两下没什么大不了的。但是我们女生一直都是被呵护着的，所以被打了就觉得很受不了。"我希望女儿能原谅爸爸，同时也帮助她接纳自己的愤怒和委屈。

女儿转过身来，我接着说："你本来只是和那个男同学开玩笑，但他听了很生气，他处理生气的办法就是打人。"女儿说："他也许经常被爸爸妈妈打呢！""很有可能，所以他也学会了生气就打人。"当女儿感觉到被接纳，她也变得宽容起来。我对女儿说："妈妈很高兴你没有用打人的方式来处理自己的生气。"女儿伸出小手搂着我，一会儿就安然入梦了。

当孩子有心事时

孩子大了，难免有心事。有心事，就代表内在会积累很多负面情绪，通常会有叛逆、封闭等表现，比如突然变得急躁、爱较劲、爱发脾气，或者长时间埋头于自己的事情，看书、看电视、玩电子游戏等，对父母的提醒没有反应，避免和父母交流。有一段时间，这些表现在女儿身上都发生过，让我很困惑。

有一次，我带女儿出去玩，我们白天滑雪，晚上玩桌游，不亦乐乎。晚上11点多了，我们准备睡觉，女儿突然问道："妈妈，你真的想再生个小宝宝吗？"之前，老公跟女儿提过这件事，女儿当时坚决反对。我回答："生孩子是爸爸妈妈的事，不是由你来决定的。"女儿很生气地走开了。看来，她心里一直没有放下这件事。

"我很担心你生了小宝宝，如果我对他发脾气，或者做错了什么事，你们就会说我。我最近老做噩梦，有一次梦见自己有个小弟弟，然后我把他从窗户扔下去摔死了。我不想这样，我很害怕。"过了一会儿，她对我说。

"你是担心自己不知道怎么跟小宝宝相处，然后会被爸爸妈妈批评，是吗？"

"是的。所以我不想让你再生个小宝宝。"

"我没当过老大，所以体会不了当老大的心情。也许有了老二之后，爸爸妈妈会花很多时间去关注老二，老大就会觉得自己被忽视了，在爸爸妈妈心里不再重要了。是这样吗？"

"是的。我不想那样。"

我摸着女儿的脸蛋："你知道吗？在爸爸妈妈心里，你永远都很重要，都是最珍贵的，因为世界上再也没有第二个人像你这样，你是独一无二的。你都不知道自己在爸爸妈妈心里有多珍贵！"说这话的时候，我的眼泪已经快掉下来了，我感觉到自己是多么深爱眼前这个小可爱啊！

"那爸爸也觉得我很重要吗？"女儿问。

"当然。你可以自己去问问爸爸。上次带你去滑雪的时候，爸爸明明不想去，可是他害怕你受伤，所以还是跟着去了，四处打量环境是不是安全、教练是不是专业……你是爸爸妈妈的第一个孩子，所以我们都非常珍惜你。"

这番谈话之后，女儿终于踏实地睡着了。第二天起床，她说："昨晚我睡得特别好，什么梦都没做。"

现在，女儿已经12岁了。她告诉我说，她们班里的同学都希望有我这样的妈妈，因为我很少对她发脾气，愿意听她说话，关心她的快乐胜过关心她的学习成绩。"你真是我的知心妈妈！"女儿这样对我说。

我知道，这一切都要感谢萨提亚给我带来的变化！

养育是另一次成长　　潘之

初当母亲的我，对新生命充满了期望，在无形中给了孩子很大压力。从两岁多开始，女儿变得逆反，为了让她能在爱、自由、和谐的氛围中主动长大，我重新学习如何实现自己的期待。

回顾萨提亚学习之旅，我发现，父母不仅是孩子生活上的养育者，更是孩子精神上的伙伴——是伙伴，而不是高高在上的指导者。同时，在生命最纯真的状态中，孩子也让父母感动、学习。

相信孩子的成长力

从孩子呱呱落地的那一刻开始，很多妈妈就把看护、教育孩子当成了自己义不容辞的责任。怕孩子出岔子，有的妈妈变成了话唠——"不要动这里""快点穿衣服，要不然上幼儿园又要迟到了"；有的妈妈迫不及待地想看到自己努力教育的成果——"怎么我们家孩子还不会数数？""看别的孩子多有礼貌，你怎么不学着点"。瞧，这些妈妈都是以成年人的逻辑和经验对待孩子，而没有真正平等地把孩子当作一个独立的个体。

孩子虽小，但也会形成自己的认知。他们生活在大人们的世界里，假如耳朵听到的总是"这不行""那不许"，总是被指挥，就会慢慢忽略自我。有的孩子不听话，跟父母对着干，就是为了寻求关注，彰显自我。更糟糕的是，如果自我被压抑得太深，有的孩子还会自暴自弃。

当我意识到这些行为其实是孩子非常珍贵的求生存的本能反应时，不得不赞叹他们的生存智慧。面对女儿哭闹、撒娇、发脾气等，我也有了深层的理解：她不是无端耍赖，而是爸爸忙了好几天都没有陪陪她，她想引起关注，内心渴望被爱、被尊重。把画笔丢在一边不画了，是因为她对自己有点儿失望，她有更高的标准，渴望被认可，实现自我价值。

其实，人们的很多内心追求是与生俱来的，孩子有着强大的成长力。当深层渴望得不到满足时，孩子就会本能地用自己的错误行为来提醒身边的大人。是萨提亚，让我读懂了孩子行为背后的语言，让我能够引导孩子表达，帮助孩子更顺利地成长。

放平心态，让孩子自己选择

每个人都有自己独特的气质，而这些气质也意味着我们在某些方面有优势或者劣势。孩子是父母的一面镜子，当父母从孩子身上看到自己的优势时，心里不免沾沾自喜，而看到劣势时则无比焦虑，想到自己已经深受其害，不愿孩子重蹈覆辙，所以才会拼命让他改正。最常见的做法就是用过来人的口气，喋喋不休地提醒孩子后果。

其实，父母因多年的生活体验而成为今天的父母，指责、讨好、超理智都各有利弊。比如，讨好的父母随和、圆熟，但缺乏指责型父母的坚持不懈和超理智父母的理想主义。孩子不可能既是圆的也是方的，从这个意义上来说，接纳我们自己，就是接纳孩子。

心态平和的父母有更坚定的自我，不会轻易被孩子激怒，会更尊重孩子的状态，而这时表达出的期望和观点也不会带有强烈的主观情绪，孩子更容易接受。比如，我是一位讨好型妈妈，每次哄孩子洗手都让我绞尽脑汁，有时实在忍受不了了，便会大发雷霆。后来，我意识到自己的讨好是为了使生活充满乐趣，为了和女儿友善相处，而非显示教育的技巧，如此，我就接纳了自己追求友善的一面，能够用一致性的状态与女儿沟通，告诉她有更多选择，允许她自己做决定。当然，有的时候女儿还是不洗手，这时候我便建议她用湿纸巾。我发现，当我放松自己，把决定权还给女儿的时候，她其实有自己的判断标准，知道什么是对的，而不仅仅是顺从父母或者叛逆。

通过学习萨提亚课程，我看到了很多孩子的不良行为都源于父母的过激反应。当妈妈心态平和、宽容慈爱的时候，孩子自然能感觉到。父母的观点和期待没有那么重要，重要的是爱与自由。我放下了那个企图指手画脚的自己，不再把行为、思想强加给女儿，而是让她在尊重和爱的氛围中自由成长。看到孩子内心的自我，尊重他，允许他在尝试中体验成长，这也是父母更大的成长。

03

激发组织动力

组织发展与家庭成长有着异曲同工之妙，

从领导者的自我觉察、自我改善，

到团队成员之间的深入理解、真诚欣赏，

从外在的混乱、压力和抱怨中洞察到内在的动力，

萨提亚模式带着温暖和正向能量，

为战略、流程、架构注入更多人性化元素——

觉察、欣赏、接纳。

组织中的人变了，

组织文化也就变了，

愿景和目标也更近了。

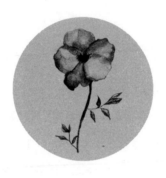

珍视混乱，直面挑战　　孙继

我曾经在一家公司担任运营总监。由于公司发展迅猛，一年内，员工从49人增加至120多人，人才的差异性很大。不同企业文化塑造出来的职业经理人，就像来自于不同的原生家庭一样，彼此的行为、应对方式、观点、期待等都大相径庭，有时候难免会产生各种冲突和矛盾。在学习萨提亚模式之前，面对这样的团队，我会感到焦虑甚至恐惧。是萨提亚的正向信念帮了我的大忙——"问题不是问题，如何应对才是问题"。我相信，每一个问题都是团队锻炼和成长的机会。

加入公司后，我做的第一件事就是跟核心管理团队分享"变化的模式"：现状——外在因素介入——混乱——整合——新的现状。经过讨论，大家达成了一个共识，那就是混乱其实是好事，是公司处在成长过程中的一个正常现象，它反映了公司的活力。所以，面对混乱，我们不必恐慌，更不必汲汲于揪出造成混乱的罪魁祸首。我们要做的，是洞察当下的混乱，厘清思路，整合资源，达成目标。

管理团队的成员都是非常有决断力和行动力的人。在分享会上，我看到了他们惯于采用相互指责的应对方式，也看到了指责背后强烈的责任感和期待。洞察到这一点很重要，它将在会议进行中发挥奇妙的作用。每当我发现有人在指责，便会立即与他核对："你是不是希望……"或者"你是不是在建议……"这样的话能引导指责的人与自己的期待联结，同时也让被指责人听到的是"希望""建议"等，而不是"他说我做得不好"。有时候，我也会与被指责人核对："他希望你的部门可以……，你觉得可以尝试这样做吗？"

通过打断指责、核对期待，我能更好地协助双方达成共识。慢慢地，大家也开始习惯直接表达自己的期待，核对对方的需求，整个团队的状态变得更开放、轻松。

在日常"一对一"的沟通中，我也时常运用萨提亚模式。

有一段时间，公司的一位副总常常眉头紧锁。趁着一次谈工作的机会，我询问他最近是不是压力太大了。他回答说："可能是吧！公司的事情越来越多，总经理说我看东西过细，效率不高，我得改进啊！"我听出他有些自责，也有些委屈。确实，公司的很多关键事项都需要他审批，任务这么重，又没有得到充分的认可和欣赏，难怪会愁眉不展。于是，我说："我觉得，细致和谨慎是你的一个非常宝贵的特质。在管理团队中，需要大胆激进的人，也需要细致谨慎的人。如果你把这么好的特质改掉，对管理团队可不一定是好事。"听我这么一说，他笑了："是吗？我还真没意识到这一点。"

萨提亚模式倡导的是"添加"——如果效率不高，那就想办法补充点什么来提高效率，而不是删除原有的特质。所以，我接着说："我有一个感觉，因为审批的都是比较重大的决定，你觉得自己的决定会影响公司上百人的命运……"不等我说完，他就回应道："你说得太对了，我就是这个感觉。每次都担心自己万一做错了，可能连累每位员工都要承受这个错误决定带来的损害。""所以，并不是你的效率不够高，而是你的担心让你不能很快地做决定。"我进一步引导说，"那你可不可以尝试信任大家，即使你做的决定带来了一些问题，团队成员也有能力跟你一起去面对。没有人能永远做正确的决定。我相信，错误的决定也可以给团队带来磨练和成长的机会。"

经过这次谈话，这位副总终于放下了心理负担，审批过程快了许多，人也开朗了。是啊，一个人把上百人的事业发展都扛在肩上，怎么能走得快呢！我们要做有责任感的人，但责任是有界限的，在负责任的同时，不要看低别人的能量。我们能给予的，除了支持，还有信任。

一位朋友曾经总结过我学习萨提亚模式之后的各种改变。"上了成长课之后，你变得比从前温暖而宽厚了；上过安吉老师的领导力课程之后，你变得更有力量了，似乎能让别人感受到你散发出来的光和热。"我欣赏这位朋友的敏锐，他所说的正是我的切身体验。一年多来，因为这份"温暖而宽厚"，无论面对怎样的挑战，我都能感受到满满的幸福和活力；也因为与自己的生命力联结，我有了前所未有的影响力。

信任从"心"开始 曹宇红

"信任"是企业人特别关注的一个话题。同事之间、上下级之间如何建立信任、加强信任？在经历冲突和"背叛"之后，相关各方怎样才能"重建信任"？从下面的这三个案例中，我们或许有一些新的思考。

> *Alan：我原先很器重Tony，但没想到他的为人竟然是这样！Tony的一位VIP客户病重住院，我建议他去看看，但他三番五次地推脱，我问为什么，最后他告诉我真正的理由：这个客户已经没用了……我在电话里激愤地骂了他一顿，他就找人力资源经理告状，理由是我在工作中不尊重他。从此以后，我们的关系降到了冰点。一段时间之后，Tony因为业绩不佳，离开了公司。*

价值观截然不同的两个人能否建立信任？

学员们围绕这件事展开了激烈讨论。

一类立场鲜明的观点是：价值观不同就没有信任可言。像Tony这样的下属，就应该让他立即走人。试想，我们在外面拼搏，不怕对手，就怕队友，尤其是这样居心叵测的队友！

一类比较务实的观点是：只要能达成目标，又在规则之内，应该允许不同的价值观。现在是多元化的社会，很多80后、90后的价值观都与前辈截然不同。其实，我们每个人都会有一些不良的言行，不能因为某人的一个行为就断定他"不值得被信任"，而与之断绝关系。

沿着这个"信任事件"，我们又探讨了更深入的"信任"话题：

其一，能否将信任"人性"与信任"人的行为"区分开来？即使是一些势利、寡情的人，做出令人难以接受的行为，或许我们能洞察到他的内心深处，还是渴望着"被尊重"和"归属感"。从这些人性的"正向动机"出发，我们是不是可以放下指责，多一些倾听和接纳，帮助对方看到还有新的可能？如此，既能支持自己，也能帮助别人。

其二，即使有一个人言行糟糕至极，价值观与我迥然不同，我是否能够做到"温和而坚定"？在"温和"中体现对人的理解和尊重，在"坚定"中维护清晰的界限？在现实中，我们或是没有原则地"温和"，或是愤怒地、狂风暴雨般地表达"坚定"，真正能做到两者兼顾的人并不多。这需要一个自我觉察、自我修炼的过程。

课后，一位销售经理对我说："我之前带团队时，总说信任大家，给大家充分的授权，其实缺乏阶段性的跟进和支持。到关键时刻出岔子了，我就又急又怒，抱怨加指责，觉得别人完全辜负了我的信任。现在我明白了，是自己把'信任人'与'建立规则''阶段性跟进'弄混了。"

> A经理：最近一段时间，小王经常越级向另一位领导汇报。他是我一手培养起来的，现在竟然背着我这么干，我对他非常失望，自己也很沮丧。事情为什么会变成这样？经过反思，我想起了一件事。有一次，小王很用心地做了一个计划，我不太高兴地对他说："咱们部门的事情这么多，你怎么还有工夫做其他部门的事？而且没必要花这么多时间。"在部门会议上，我表扬了别人，没有一句提及小王。

听完A经理的描述，我说："看得出来，你带团队还是很用心的，所以对小王现在的行为有些不理解，也觉得有些失落。咱们先换个角度，你觉得小王内心最需要的是什么？"

"被认可、被欣赏。"A经理很有悟性，他发现了信任"卡壳"的地方——"小王没有从我这里感受到认可，就在行为上越来越疏远了。他觉得我这个领导不开放、不鼓励下属，他就去寻找更开放的领导了"。

"假如你有机会对小王表达，你会认可和欣赏他什么呢？"我问。

"小王做事很主动、很用心，做出来的东西很有品质。还有，他平时特别好学……"

A经理由衷地细述，点点滴滴，我听了都很感动。我说："这份认可和欣赏的能量多美好，你找机会告诉他吧！"

当我们满足了别人内心的渴望——被信任、被认可、被尊重、被关爱、有意义……我们就能真切地感受到，对面的那个人一瞬间就变了，从眼神到面容、到言行：眼睛亮了、笑容在浮现，他愿意倾听，愿意尝试一些新法子，会更主动地承担，会在差异和争执中多一些理解和信任。

自己感受一下，是不是这样？

　　一家跨国公司在进行变革，组织架构从"垂直式"转变为多节点的"矩阵式"。好几个月过去了，公司内部管理混乱，组织效率低下，人心惶惶，大家似乎都在等着看哪一个业绩差的业务群被解散。

　　怎么会这样？

　　美国总部调查一番后，结论是：组织内部缺乏信任度。面对如此简练精辟的结论，中国地区的管理者有点摸不着头脑，不知该从何处入手。

我们一点点地深入探寻，画出变革中的"组织冰山"：

在行为层面，组织架构变了，各种规章制度和任务指标都有了巨大调整。

在感受层面，由变革引起的担心、郁闷、恐惧、失落……这些情绪仿佛暗流一般涌动，造成了一波又一波的猜忌、观望和消极应对。情绪的能量没有被觉察和转化，因此许多看似正确、严谨的规章制度很难落地。

在观点层面，组织架构的变化其实是一种"信念的转变"——相信更多的授权可以激发人的主动性和创新力；相信这样的变化可以更灵活、更高效地完成各个项目；相信每个人都能成为各种形式的"领导者"。然而由于沟通不透彻，核心管理团队并不太清楚变革的意图，更别提普通员工了。

在期待层面，公司期待管理者提升"真诚领导力"，激发和培养更多人才；期待每一位员工快速提高能力，比如跨部门沟通能力、项目管理能力、非职务影响力等，但是这些期待没有被清晰传递，与此同时，管理者也不清楚员工有哪些期待，以及期待背后更深层次的渴望。

在渴望层面，变革中存在诸多不确定性，而人们需要安全感、归属感。老员工渴望被尊重，新晋管理者渴望实现自我价值。这些人性的渴望被满足了吗？是被组织、被自己的上司，还是被自己满足了？

一个组织仿佛一座大冰山，如果只是对浮出水面的一角敲敲打打，这座冰山会转变得很慢，而且很不稳定。管理者需要探寻得更深一些，从下面着力，将冰冷、混乱的湍流转化为温暖、透明的洋流，这样，冰山才会顺畅地漂向目的地。而组织中的每个人，就像一座座小冰山，有的棱角分明，有的圆润光滑；有的四处漂流，有的团团打转，但可以坚信的是——我们因相同而联结，因相异而成长！那么，可以"联结"什么呢？人性的美好、组织的愿景等，我们共同经历着一些迷茫、希望和变化，无论环境如何，我们拥有所需的一切内在资源，以便成功地应对和成长。

不惧怕感受，不强求改变　　范海鸿

从2002年开始，我一直从事人才管理和领导力发展工作，参与设计过不少经理人和高潜力人员的发展项目，接触了很多事业有成的领导者。他们都非常聪明勤奋，积极向上，但对于我来说，越是给这样的优秀人士上课，越让我伤脑筋——他们不缺理论，甚至也不缺实战经验，很多课程上下来，大家没有触动，即使有，也是转瞬即逝。

同时我看到，随着外部市场和公司内部的要求不断变化，领导者面临的最大挑战是一种弥漫性的焦虑和急躁，是隐隐的疲惫和压力。如果不能好好地觉察和处理这些问题，他们将很难保持创新活力，很难引领团队去迎接越来越复杂的挑战。还有一些领导者，过往的成功经历很容易使他们进入心智模式上的"隧道"，即"和我一样的才是对的"。比如，在一次课上，一位业绩出色的高层经理指责同样是部门高管的同伴不够投入，没有为学习带来好的影响。细细了解之下，他所说的"不投入"是因为同伴没有参与到他提出的话题中，发言不积极，这让他感到愤怒。

我想，假如有一门课能帮助领导者从纷乱的外部压力中沉淀下来，觉察内心深处的渴望和期待，觉察情感是如何"损耗"或"补充"自己的能量，同时也能够洞察他人的情感能量，那将会是领导力发展的加速器！

2007 年，我参加了萨提亚个人成长课，觉得其中的一些理论，比如一致性应对方式、冰山图等，特别有助于静心，能让人接触到自己的内在。我决定把萨提亚理念引入到高管人才培训系列中，这个决定得到了公司的大力支持。

从2008年到2011年，有近100名公司高管参加了我们的"萨提亚模式领导力"培训。感谢萨提亚导师安吉，她将"内在觉察"和"外在目标"理想地结合起来，让大家深入体验到"自我领导力"的魅力。

那么，将萨提亚模式引入企业，应该带着怎样的心态呢？我的感受是——

首先，不必惧怕引入"感受"话题。以前就有朋友提出过，说企业里业绩至上，大家都是专业人士，注重分工合作，而不太适合谈感受。的确，在很多情景下，领导者没有时间多谈感受，但不能不觉察感受的存在。当领导者能够觉察自己的情绪和感受，以及这些情绪和感受背后的期待、渴望之后，才能更稳定地管理自己，也才有更充足的能量去理解和管理他人。对于领导者来说，在做任何决策之前先处理好自己的情绪和感受，是尊重自己、爱护自己的体现。

其次，不要强求他人改变。我曾经在萨提亚课堂上尝到过"打开心门"的滋味，这次作为项目组织者，我特别希望大家都能收获非凡。所以，我在课前反复沟通，在课程中因关注学员的反应而心潮起伏，课后则特别希望能听到正向反馈——这本身也算是心智模式上的"隧道"吧，但很快我就有了觉察，自己调整过来了。大家的成长经历和个性都不同，我只要课前做好准备，剩下的完全交给导师和学员就好了。舞台搭好了，窗户打开了，每个人都有机会与自己共舞。我相信每个人都有自己成长的步伐。

实际上，当我整理好心态，抛开自己的观点和期待，单纯地观察学员上课的反应时，便发现了另一番美好的景象：在宁静而深刻的时光里，大家都和自己相处，脸上带着少有的温柔和微笑。

一天早上，在课程间歇，我忽然收到一个学员的彩信："有时候，当你问我'你好吗'，而我回答'好'的时候，我其实也想让你知道'我并不是很好'。"一瞬间，好感动！这种坦诚地敞开心扉的感觉，让我们都认可了自己的局限，看到了自己内在的匮乏，这本身就是成熟坚强的基石。企业管理如此，人生更是如此。

相信改变会发生　　　任伟

团队常常会面对各种压力，业绩压力、来自客户和上级的压力等。这个时候，团队成员容易产生即时反应，比如互相指责、回避（打岔）、压抑（讨好）、忽略感受（超理智），于是阻断了彼此间坦诚的沟通。在这种状态下，每个成员都很无助，整个团队的能量也卡住了，自然谈不上业绩。该怎么办？我们还能相信这个团队能解决好自己的问题吗？

"相信"是一种信念

作为一名职业团队引导者，我的工作不是直接解决问题，而是作为中立的第三方，催化团队协作，通过设计和主持成员互动的过程，像家庭治疗师那样促进他们彼此间的对话，让他们相信并自己找到解决的方法。

有时问题看起来很复杂，似乎不可能解决，但我内心总有一份信念，相信人们有资源和能力解决好自身的问题，相信总会有积极正向的改变发生。而这种相信，得益于我在萨提亚模式中的学习和实践。

2007年，我参加了玛利亚老师的家庭治疗专业训练。当时，有一个家庭给我留下了深刻印象：一对父母为了孩子的状况而来，但家庭雕塑显示他们已经彼此冷漠，没了联结。玛利亚老师花了1个多小时和他们沟通，却没有什么进展，现场不少学员都露出了失望的表情。事后，有学员问玛利亚老师："这样一对没有希望的夫妻，您为什么还要坚持与他们沟通？"玛利亚老师说："我对他们抱有希望。"可是，凭什么相信？"我就是相信，相信是我的信念，信念不需要证据！"玛利亚老师回答。

这句话深深地埋进了我心里。在日后开展工作以及经营自己的亲密关系过程中，我越来越深地体会到"相信"的力量。

带着"相信"去探寻

外资A公司的销售管理团队遇到了困境：经销商对工厂生产的产品质量、交付时间、物流等有诸多抱怨，而工厂以忙碌为由，不愿意开会交流，认为纯粹是浪费时间。其实，工厂采取回避态度是有原因的。销售管理团队曾经向海外总部反映过产品质量问题，导致与工厂的关系有些僵，双方能电话沟通的就不见面。因此，销售管理团队夹在经销商和工厂中间，解决不了问题，感觉很无助。

在与团队成员交流的过程中，我的脑海里浮现出几方的系统关系（如下页图所示）。

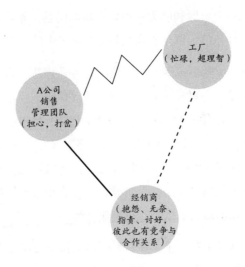

多年的萨提亚训练使我认识到：各方内心都希望更好，只是在压力和冲突下各自进入到防卫状态——经销商既有指责也有讨好；工厂忙于工作，忽略其他两方的感受，有些超理智；而销售管理团队回避冲突，在打岔。

于是我问道："既然经销商有这么多抱怨，他们为什么还选择和你们合作？"

正向的探询帮助团队看到了事情的另一面。"我们是国际品牌，相比同行的品质……"谈着谈着，成员们渐渐自信起来，对于原本不敢面对的事情，心里也有了底气。

接下来，我带着大家一起看经销商的内在冰山：他们对A公司有期待，产品的质量和物流影响着他们的安全感。再来看工厂，他们忙于日常工作，虽然也在不断改进，但没有多体会经销商的需求，而工厂的一些进步和改善，经销商和销售管理团队是不知道的。

大家一起反思，平时的互动都只关注事情，却忽略了彼此内心的感受。其实，各方内心深处都希望合作愉快，都渴望实现自己的价值。

系统的问题在系统中各方都出场的情况下更好解决。团队引导有一个原则：把整个系统放进同一个房间（Put the whole system in a same room）。所以，原本的计划是经销商参观工厂，然后销售管理团队和工厂开会交流，现在改成了三方共同参与会议。这与家庭治疗很像，只要不是技术问题，我相信合作是可以通过对话改善的。

带着"相信"去共创

相信团队能自己解决问题，并不意味着我袖手旁观，而是要带着"相信"去介入。以交流会为例，我把会议设计为四个阶段。

第一阶段，访谈经销商，了解他们内心的需求。是什么吸引他们继续合作？又是什么给他们造成困扰？

第二阶段，召开销售管理团队内部会议，整理出他们所理解的经销商需求。

第三阶段，销售管理团队与工厂交流，讨论、体会经销商的需要；同时，工厂也分享已经着手的工作。

第四阶段，展开三方对话。经销商参观工厂之后，看到先进的生产流水线，多了一份信心和联结。接着，引导经销商说出自己的困惑、抱怨，把所有问题都记录在一面墙上，然后由工厂和销售管理团队做针对性回应。

在信任和联结的基础上，大家的沟通更加顺畅。经销商对工厂多了一份理解和信任，工厂也根据反馈做出了切实的改进方案。

在"相信"中自我成长

事情并没有结束。

一方面，大家对所发生的改变感到惊讶和兴奋，另一方面也在反思：为什么我们自身有那么多担心和害怕？这时候，深层的原因浮出水面：团队内部的不开放，以及部门经理内心的焦虑，对整个团队的士气都产生了影响。

随后，我对一些团队成员进行了"一对一"的辅导。团队负责人意识到自己内心的放松是给团队很大的礼物，而团队的内在状态影响着他们和工厂的协作。借由领导者的情绪，我帮助他洞察自己内心的渴望，以及一些"不合时宜"的观点、信念。可以这样讲，个人心智的成熟（个人成长）是支撑团队发展和领导力发展的基础。而这份成熟，也体现在对自己、对他人的"相信"中。

无论在工作还是家庭中，压力都会影响到我们每个人的内心状态，使我们很容易进入自我保护的应对状态，使个人被情绪困扰，使人际互动阻塞。萨提亚模式告诉我们：无论发生什么，都要坚定地相信——相信我们每个人都拥有解决困难的资源，相信我们每个人都希望有好的结果。正是这份相信，让我们更有勇气向内观察自己、向外与人建立联结。

最后，我邀请你想一想：是什么给你和团队带来了压力和困扰？当时你的焦点在哪里？你对自己、他人的"相信"是否动摇过？除了关注具体的事情，你是否还会关注自己的内在状态？是否关注自己与别人的互动？请珍惜每一次压力和冲突，它们是一扇扇门，背后藏着许多珍贵的礼物。

欣赏是打开心门的钥匙　　郭庆

在一些基层政府机关、事业单位内部，有一个普遍的现象困扰着管理者，那就是"40/50现象"，即基层公务员或事业单位人员如果到了40岁还没有被提拔，那么以后晋升的机会相对渺茫；而另外一些人在领导职位上干到50岁以后，会因为政策原因退下来，重新回到普通的工作岗位上。面对晋升无望或职务卸任，这些人普遍感到失落、愤怒，他们认为世事不公、自己怀才不遇，从而出现消极行为，在工作中拖拖拉拉、满腹牢骚。

有些基层领导抱怨这些人影响团队士气，尤其对新人起到了很不好的示范作用。要提高这些人的积极性，最有效的办法就是提升他们的职务或提高他们的福利待遇。但是，基层领导又没有这个权力，所以也感到很无奈。

有一次，我为一个基层派出所服务，所领导班子正在为这个问题头痛。所里有近1/5的人正处在40岁、50岁的年龄阶段，最近还有几个从领导岗位上退下来的老民警被安排到所里工作。一方面，所里的工作任务很重，警力很紧张；另一方面，这些退下来的老同志又基本派不上用场，还总抱怨领导不信任他们。

我问："他们除了工作拖拉、很多抱怨，身上有什么值得肯定的地方吗？"大家摇摇头，说真的想不出来他们有什么值得肯定的，然后又开始向我诉苦，告诉我他们做了多少工作、想了多少办法，但几乎都没有什么效果，这些人就是不想干活，还自以为是。

我感觉，要让所领导班子一下子从积极的角度去看待老民警是比较困难的。于是，我慢慢道来，说看到所里的工作环境井然有序，贴在墙上的团队奋斗目标和图片，还有挂在会议室的业绩进度表，都让我感受到这个所的领导班子是努力进取、积极向上的，而且已经取得了很好的工作业绩。

"对已经取得的工作业绩，你们欣赏自己什么？"我问道。每个成员都表达了自己的欣赏。当副所长听到肯定后，表情比之前舒展了，眼神中流露出了喜悦，身体也更加放松。随后，副所长也表达了自己对所长的欣赏。我发现，所长的眼睛有些湿润了，他说："我工作这么多年来，从来没有这样被大家欣赏过，也不知道自己在副所长的眼里，会有这么高的评价。"

这时，副所长似乎恍然大悟，兴奋地说："我明白了，刚才的过程让我明白要对老民警们多些欣赏，而不是一味地批评。只有发现和肯定他们的优点，他们的积极性才会被调动起来！"听到副所长这么说，其他人的眼睛也亮了起来，大家开始谈论老民警的优点，比如工作经验丰富、协调能力强、对事情的分析判断能力强、调教出来的协警的工作能力明显较强、对分配的工作虽然有牢骚但都能认真完成……当领导班子看到老民警身上越来越多的优点时，也讨论出了调动老民警积极性的方法，比如设立"警师制"，让老民警带新民警，跟班作业，传授经验；在重大决策上征求老民警的意见；多在公开场合肯定老民警的工作，而对于不足之处则在私下场合沟通；定时家访，促进情感交流，等等。

一段时间之后，当我再联系所领导时，得到的反馈是：老民警与领导们的沟通多了，距离也拉近了，他们的工作状态较之前有了很大改观。

为什么"欣赏"能带来这么大的变化呢?

我们生来就有很多渴望需要被满足，比如被爱、被认同、被肯定、被重视、被尊重、被接纳、公平、归属感等，它们如同一颗颗种子，要不断被滋养，最后破土而出。

当团队成员无法彼此欣赏，只聚焦于问题和不足，看不到对方的资源，也看不到团队的资源时，整个团队自然很难显现出活力和创造性。只有当团队成员得到欣赏，内在被关注、被重视、被肯定的渴望得到满足时，自我价值感才会进一步提升，冰山不同层面被冻结的负面感受、观点，以及未满足的期待才开始融化，更多积极正向的能量涌入冰山的不同层面，更多的改变和可能性也随之而来。由此可见，欣赏是一把打开心门的钥匙。

外派员工家庭的爱与联结　　王筱桂

一些企业的外派员工常年奔走于世界各地，与妻儿聚少离多。他们数年如一日地在岗位上奋斗，他们的妻子也数年如一日地担负起本应由夫妻共同承担的责任：抚养孩子、照顾老人，在家庭和工作中奔波忙碌。

一些夫妻几年甚至十几年都过着"各自为战"的生活。那些驰骋大江南北的铮铮铁汉，柔情在心，却不善于表达；他们的妻子独自操持家务，也慢慢生疏于爱的表达，放弃了联结的期待。夫妻俩内心的渴望——被爱、被疼惜和被认可，很少能被顾及和满足。因此，我为一些拥有海外业务的大型企业举办了"外派员工夫妻幸福工作坊"，以帮助他们发掘、梳理外派家庭的经营经验，学习一致性沟通，满足彼此内心的渴望，将"爱与联结"融入日常生活中。

家庭雕塑：我终于懂你了

外派工作拉远了丈夫和家庭之间的空间距离，丈夫角色的长期缺位使得外派家庭的关系及互动与普通家庭有很多不同。

在家庭雕塑中，我先为大家呈现出一个功能良好的家庭关系和互动。通过角色扮演，夫妻俩能真切地体验到家庭中不同角色的内在感受、想法、期待和渴望。比如，扮演公婆角色的学员分享道：放心不下儿子一个人在外面打拼，不想给儿媳妇添麻烦，有机会就多帮帮她；扮演岳父岳母角色的学员说：看到女婿常年在外，怕他不会照顾自己，也担心女儿的小家庭，心疼女儿操持两边的老人和孩子；妻子说：会失落、孤单，有不稳定感，甚至对丈夫感到陌生和隔阂，听到公婆、父母的表达感到温暖，有支持和依靠感；丈夫听到这些真实的表达后感慨万千，拉着妻子的手说："以前，我不知道也从未想到过这些。今天，我知道你承受了这么大的压力，却从没向我讲过。以后，我会更多地承担，让你感觉更好一些。"

外派员工家庭中常见的家庭模式是：夫妻间的话题大多围绕孩子，很少有夫妻间的亲密与分享时间。或者，妻子和娘家人亲近，有更多的物质付出和情感沟通，而与丈夫、公婆的交流较少，关系较为疏离，等等。因此，夫妻关系的深层联结显得尤为重要。

在夫妻关系中，双方如果只是在言语、行为的层面沟通，很容易评判、争输赢，冲突不断。萨提亚模式的冰山理论可以引领夫妻俩从外在言行探寻至内在世界，帮助双方系统地理解自己与他人，并关注情境，从而达到"一致性沟通"。

在工作坊中，我邀请一对因沟通不畅而时常起冲突的夫妇上台，表达他们各自的感受、观点，以及对彼此的期待和渴望等。经过梳理，夫妻俩在冰山的各层次充分表达了压抑许久的内心世界。丈夫发现，原来自己一直忽视或误读了妻子；妻子也终于看到，在丈夫不断抱怨的背后是他一直向往的生活方式，以及对爱的渴求，而自己一直以来的应对方式则是回避，没有感受和理解丈夫的渴望。

在现场深度互动中，一向寡言、严肃的妻子忽然有所领悟，她脱口而出："原来我们一直不在一个频道上。"眼泪随即簌簌落下。这对勇敢、真诚的夫妇带着问题而来，经历了深入的一致性沟通后，两座冰山在各层面有了联结。观察他人、反思自我、联结彼此，现场的夫妻都很受触动。

爱的表达：送你一封信

中国人表达感情含蓄矜持，因此，有些夫妻之间很难感受到爱的流动。

"说说心里话，写出我的爱。"在"爱语表达"与"礼物互赠"环节，夫妻俩在美丽的信纸上写下对爱人的欣赏、赞美、理解和认可，表达一路走来的不易，并亲手把信交给对方。一幕幕感人的画面出现了——

一位丈夫说："你知道我不善于表达，但我知道你一直是我最亲密的人，也是我老有所依的那个人……"

一位妻子说："是你成就了今天坚强、成熟的我……"

一位丈夫说："我看到你的第一根白发，眼角又有了新的皱纹，我知道它们因何而生，我很心疼……"

一位妻子说："你是那么优秀、有能力，每次我不开心，你一两句话就能点拨好我，我变得越发依恋和爱你……"

在现场，这些外派家庭的夫妻们心中五味杂陈，各种感受在一封封信中升腾、交融、碰撞。妻子的眼泪不断涌出，丈夫帮着擦拭，两人拥抱、安抚……爱与真情自由地流淌。这一刻，所有人都感受到了爱的真挚和平凡中的不凡。这一刻，爱在渴望中、在生命力中深深地联结。这些夫妻们携手并肩，走过一段浓缩而热烈的"爱的历程"。他们在彼此的欣赏、认可中增强了信任，巩固了患难与共的信念。

一致性沟通，建立积极关系

刘诚哲

　　南方某企业应用研究院有160多位员工，其中大多数是高学历，博士比例约为13%，硕士比例近30%，其余大部分是本科学历。

　　由于应用研究工作的特点，这些员工既需要独立自主地完成研究，又要受企业任务指标的约束，还要在成果应用、实施推广阶段密切配合，并以最终生产效果来验证业绩。企业为了加强管理，近两年来引入"末位淘汰制"，造成员工之间防御性很强，关系紧张。另外，由于习惯于独立工作，员工彼此之间的沟通合作能力较弱，经常出现沟通不畅、配合不到位的情况。

　　这家企业的新任高管走马上任，通过员工访谈，得知内部沟通不畅、关系不良已经成为制约企业发展的瓶颈，也是员工们感到最不满意的地方。

为了深入了解情况，我们抽取了近30%的员工，包括高层、中层和基层的代表，做了详细的个体和团体访谈，以及无记名问卷调查。我们发现：这些高学历的员工都擅长理性思维，能够敏锐地辨别事物好坏；他们喜欢评判、质疑，并且一发现问题就会不留情面地指出来；他们内心希望得到别人，特别是上级主管的尊重和肯定，但又不会轻易表达出来，或许还会装出一副无所谓的样子；他们发表意见时看重求实、平等、自由，传统组织层级中的职位权威对他们往往不具有控制力和约束力。

在面临压力、冲突和不满时，企业员工首先采取的是"超理智"（当然，也有指责和打岔等）的应对姿态，忽视、压抑甚至冻结自己的情感体验。同时，他们也不太体会和理解他人的情绪，自己没有情感表达，也不允许他人有情感表达。从表面上看，一切风平浪静，团队气氛似乎很和谐，但实际上人与人之间是冰冷的，积极互动的概率非常低。由于内心深处的需求层次较高，他们通常更重视自身价值的实现，期待获得来自组织、领导和同事的承认、肯定、尊重、理解，期待更多地联结。因此，他们很难满足于一般事务性工作，更热衷于具有挑战性、创造性的任务，并尽力追求完美的结果。而当任务完成不了或完成不好的时候，就会感受到较大压力，产生自责和挫败感。

萨提亚模式认为：就像呼吸之于生命一样，沟通是维系个人与组织健康、建立良好人际关系和促进生产力的关键。因此，针对这家企业的问题，我们把培训课程的首期主题设为"有效沟通与积极关系"，通过课后持续一年的团队辅导、咨询服务，提升员工的觉察能力、沟通能力和建立积极关系的能力，帮助企业建立起积极互动的氛围。

课程的主要内容分为五大模块：第一，澄清对人际关系和企业氛围的美好愿望以及期待，并让员工清晰地表达出来——说出来、画出来；第二，引导员工认识和觉察自己"自动化"的应对模式，发现积极资源和弊端，并学习如何运用和转化——进行体验性训练与反思；第三，认识和觉察企业团体的优势资源，以及不良应对模式对人际关系、组织功能的影响，探询解决之道；第四，体验个人和团体"冰山"，探索如何改变可以让个人、组织都充满健康和活力；第五，学习掌握具体的一致性沟通的方法和技能，并落实到工作、生活之中，有效增加积极互动的比率，带来真正的积极改变。

结合企业的实际，我们安排每期课程三天半时间，30人左右，采取各层级领导与员工混搭组合的形式，总共分5批开展培训。课后，学员们的评价是：十分震撼，触及心灵，必将对企业构建积极关系、强化团队的沟通与合作精神起到良好的促进作用。

反思这个咨询项目的实际进程，我认为有以下几个环节起到了关键作用：首先，培训之前对中高层管理者和关键员工进行了团体访谈，了解了他们的困惑和期待，就培训主题达成了共识；其次，企业高层领导积极参与培训，并带头坦诚表露自己，真诚分享，代表企业做出承诺。在培训中，学员们学习并使用"天气报告"[1]，特别是促进员工彼此之间、上下级之间相互欣赏和感谢，有效地启动了正向的能量流动，感人至深。课堂上雕塑出大家在压力下的"自动化"应对模式，有效地增进了个人觉察，学员们在深受触动的同时，也看到了其他更好的选择；最后，具体技能的可操作性练习和后面持续的跟进辅导，保证学员们把所学应用到实际工作和生活当中，真正取得了实效。

后来，根据企业的发展需求，我们又持续进行了4年的咨询和培训。在此期间，有以下几个改变对于企业的发展极其重要，也坚定了我们将萨提亚模式运用于企业管理中的信心。

第一，企业尊重大多数员工在培训期间提出的诉求，通过对全体员工的深入访谈调查和评估，停止了"末位淘汰制"的绩效管理制度，此举深受员

---

1 天气报告：这是用来改进小组成员沟通的一个技术，小组成员可以彼此表达五类内容：欣赏和感谢、担心和困惑、抱怨和解决途径、新的信息、希望和梦想。

工们欢迎。"末位淘汰制"是一种典型的负向强势管理，主张通过内部员工的竞争来严加管理。它注重短期效应，并不在乎人的长远发展和潜力发挥，不符合现代"以人为本"的管理思想，反而会造成员工的心理压力很大，自我防御增强，因而导致同事关系紧张，团队精神差。

第二，建立员工"优势档案"管理制度。每位管理者的主要职责之一，就是去发现和挖掘员工的优势，并创造条件，使其能够充分发挥出来。这种管理思想的转变，让员工感觉到自己是受重视、被认可的。

第三，几个部门建立"天气报告"制度，并坚持了较长一段时间（1—2年），对于改善员工彼此之间和部门内的沟通状况，建立和谐的支持性关系很有帮助。

第四，主要管理者在工作中带头练习"一致性"沟通，这对员工们把所学应用于实践有很大的促进作用。员工们一致的看法是：培训过后，员工彼此之间、上下级之间，包括家人之间的沟通均有明显改善。

第五，员工对自己沟通应对模式的觉察，有利于增加选择，而且还提供了改变的方向，具有指引作用。

第六，对于"超理智"的高学历员工而言，体验性的培训一旦使他们愿意打开内心了，就会收到很好的效果，因为他们内在的智慧和暂时封闭的感受十分丰富，这些都是积极的资源。

萨提亚走入企业　　曹宇红

如今，萨提亚模式已经被广泛应用于企业和组织中。作为一个人本主义的心理学流派，萨提亚模式如何对企业和组织的发展产生深远影响？它能发挥怎样的作用，是雪中送炭，还是锦上添花？面对各种问题，它是像西医一样快速见效，还是像中医一样能收到长期巩固的效果？

必然的历程

回顾多年的实践，将萨提亚模式引入企业和组织经历了一段历程。

七八年前，一些跨国公司率先引入萨提亚模式，将其纳入常规的"领导力培养体系"中——从领导者的自我觉察、自我改善，到领导者更深入地洞察他人、引领团队；或是在组织变革、人心浮动之际，从混乱和冲突中探寻人性的深层渴望、正向资源，从而将负能量转化为正能量；或是在销售团队压力巨大、士气低落之时，从情绪、观点和渴望层面联结自己的生命能量，从而为自己负责，拥有更多的选择。

这些跨国公司通常已经具备了完善的"3S"：战略（strategy）、流程（system）和架构（structure）。我惊喜地发现，只要再添加一些人性的正向能量——"3A"，即觉察（aware）、接纳（accept）和欣赏（appreciate），转瞬间，个人状态、团队氛围就会发生美好的转变。慢慢地，组织文化也会变得更加温馨和谐。

一位管理者笑言："现在我们的团队一有了冲突，就互相说'咱们探索一下冰山吧，看看卡在了哪里，看看如何转化心态、达成共识。'"一位领导力项目的负责人分享道："我们的高级经理们都非常聪明、干练，知识和技能已经不是他们进一步发展的瓶颈，他们更想要的是提升内心的力量。"

我相信，当越来越多的组织关注提升每个人的自我觉察，激发人性的正向能量，就会更有效地达成绩效目标，并且实现持续性成长。

最近三四年，一些国内企业也开始引入萨提亚模式，面对越来越激烈的市场竞争，他们迫切需要激发员工的责任感和主动意识。

对于管理者来说，萨提亚模式能让其暂时"忽视"存在的问题（比如腐败现象、体制僵化、机构臃肿等），静下心来欣赏自己的正向资源，发现伙伴的宝贵特质，然后带着好奇和开放的心去想：在有限的条件下，我们如何改变？即使外在的改变有限，内在的改变依然是可能的。

对于员工来说，萨提亚模式能让其暂时停止抱怨（比如待遇不公平、政策随性变、领导没水平、组织没活力等），从各种情绪中洞察到正向的期待、深层的渴望，从一种无奈的情境中觉察和改变——"我不想要这些，觉得那些也没意思，那么，我真正想要的是什么？我具有哪些资源，可以有效地支持自己追寻目标？我还需要添加哪些资源，去实现所期待的改变？"

小宇：感谢小全的大局观！他愿意坐下来，和我们这些非销售的人反复商量，大家一起打江山的感觉真好！

小全：我也有同感。大家的全力支持给了我……

文娟：我特别欣赏James的创意、直接、富有激情。他还没正式入职就开始帮我们干活了，而且干得很出色！

James（呵呵一笑）：我的内心也被小小地触动了一下。

王总（望着同事们）：我看到，你们在工作中很认真、很敬业，这对我是莫大的鼓舞。国梁，你的执行力特别棒！……谢谢你们！你们给了我很多力量，你们爱公司的程度不亚于我。14年来，今年对公司是特别的一年……

王总的一席话之后，每个人的能量、全场的能量有了很大改变，连"本来不想说什么"的成员也主动分享了内心的感受。

海涛：王总，从您那么果断的支持、那么全然的信任中，我也开始反思自己，自己是否也能对团队成员这么信任、这么果断？我们要管理一种氛围（能量）——即便对同事说"不"，依然能让对方感受到信任。没有表达出来的欣赏，是打折的欣赏；表达出来的欣赏，比奖金还重要。明年，您一定还会有机会欣赏我们的！您给我们带来了许多正能量，让我们深深感受到……您不仅是一位Leader，更是一个真实的人，带着纯真的笑容。希望领导们能够创造机会，让普通员工也能分享公司的荣誉。

张琦：我特别欣赏阿图"尽力做"的大局观，阿图是一个"完美狂"，只要做了，就要最好。他还是一台"永动机"，小本子上记着那么多的项目。他也是一种"黏合剂"，不是他的责任，他也会主动去承担，我一直在偷偷地向阿图学习。

感动的泪花在大家眼中闪烁！受滋养、被激励的不是某一个人，是现场的每一位。在这一段段深情的欣赏与感谢中，大家在人性的渴望上有了更深的联结——认同、信任、理解、有价值。

当我们能做到"因相同而联结"，就更能实现"因相异而成长"。

觉察是激发能量的第一步

我们的能量来自许多维度——情绪、观点、信念、期待。

更好地倾听"情绪的信号"——"愤怒"是在说，我的期待未满足；"悲伤"是在表达，我很珍惜、很在意，心中有爱；"焦虑"是在提醒，我渴望成果，但过程不在我的控制中，我需要更多的支持；"无奈/无力"是在请求更多的资源，我需要帮助！假如，我们更善于觉察和转化情绪，就能更好地运用情绪的能量。

更积极地调整观点（信念），大家在转化的历程中体验到——在组织的人际互动中，我们有时会遇到一些"扭曲的""黑洞型"的人，他们引发冲突，吸收系统的正能量。那么，面对他们，除了抱怨、无奈，我们还能做些什么？

更好地支持他人——对于"黑洞型"的人，不仅是分析原因、抱怨现状，而且要思考如何影响他，给予他认可、理解、支持和温暖，默默地帮助他补充"心理营养"，让他慢慢鲜亮起来。树立坚定的信念——相信人性的美好，相信自己是有能量的，只要坚持。

拥有主动的意识——可以选择"讲"还是"不讲"。若决定"讲"，则要考虑用怎样的沟通方式；若一次沟通不行，可以多试几次，要成为沟通过程中的"主动者"。

增强自身的影响力——人的能量高低与职位无关，人人都可以成为

Energy Leader（能量领导者）！

"自我觉察"是成长的第一步，也是自我领导力的关键因素。欣慰的是，许多领导者已经开始有了更多的觉察，迈出了扎实的第一步，而且在不断践行。

如何成为Energy Leader？有几个思路可以参考：

第一，时刻"觉察"自己和他人的能量；

第二，充满"好奇"地观察周围的人、事；

第三，以不同的方式增强团队成员的"联结"；

第四，欣赏自己的改变、欣赏他人的不同和改变。

改善团队沟通、提升领导力、促进组织变革、提升心理资本，萨提亚模式在企业和组织中将更好地绽放，既锦上添花，又雪中雪炭。

04

点燃生命之光

点燃我的蜡烛，照亮你的火柴，

然后你用你的火柴，点燃自己的蜡烛。

萨提亚是一种温暖的治疗模式，

更是一种润物细无声的生活状态。

每个人都拥有宝贵的内在资源，

如何看待自己、关爱自己？

如何让我们的相遇，擦出生命奇迹的火花？

萨提亚，

助己、助人，两相宜。

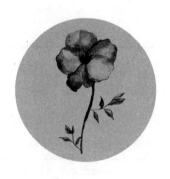

家家有本"婆媳经"

刘诚哲

家家有本难念的经，其中一本就叫"婆媳经"。说到婆媳，总有那么多理不清、辩不明的事儿。难道，婆婆与媳妇的冲突是天生注定的吗？在这种微妙的关系中，我们是否走入了误区呢？

在周红眼里，婆婆重男轻女。"别人家有了孩子，都是两边的老人抢着带，我婆婆只因为我生的是女孩，就态度坚决地表示不给我带孩子。而且，自打女儿出生之后，她就没给过我好脸色看。"

程婆婆有个花钱大手大脚的媳妇，对这个媳妇，她怎么看都不顺眼。"我每次看到她大包小包地拎东西回家就犯愁。鞋柜里尽是她的鞋，但她还是没完没了地买。这么不会持家，以后有了孩子怎么办？"

撕掉负面标签

近年来，婆媳关系成了很多热播电视剧的主题，随着各种"恶婆婆""坏媳妇"的形象深入人心，人们对婆媳关系的关注点也被导向了负面。当我们给婆婆或媳妇贴上负面标签后，就会抱持负面的限制性看法，容易戴上"恶"和"坏"的有色眼镜来看待对方。当发生矛盾冲突时，也更容易寻找对方的负面言行来证明，而轻易放弃积极的努力与改变。所以，在婆媳关系这个问题上，负面标签的心理暗示影响是不容忽视的。

试想一下，假如我们从一开始就认定她是个"恶婆婆"或"坏媳妇"——贴上负面标签，再戴上评判帽，然后以自己的标准去评判对方，那么我们看到的只会是对方的缺点与不足。在这种行为模式的影响之下，势必导致我们有更多负面的情绪与行为，所以同样的道理，在对方眼中，我们的毛病即使再小，也会变得令人难以忍受。

如何才能撕掉负面标签，以对方本来的样子去接纳她、尊重她呢？可以遵循以下步骤：

第一步，自己期待拥有怎样的婆媳关系？

第二步，目前的关系怎样？

第三步，如何通过自己的一些实际行动来构建和谐关系？

第四步，如何把关注点放到正面？即关注对方的优点、长处、"恶"行后面的"善"，以及自己的接纳、理解、宽容、关爱、美好的期待等，并利用这些正面资源来增进、改善和建立良好目标关系。

第五步，要避免、克服和改变哪些负面的看法及行为？通过哪些日常细小的行为改变可以实现目标？

以上改变历程的关键是自己要试着提出正确的问题，然后回答这些问题，而不是去寻找错误问题的答案。

在回答"期待拥有怎样的婆媳关系"时，请不要用否定的回答方式，比如只一味地说"不想要什么"，多想想自己的期待，想象婆媳温馨和谐相处的景象。如果对此存在疑虑，不妨问自己"我为什么难以处理好婆媳关系""我为什么会遇见这样的婆婆（媳妇）"。还可以问自己："我要做些什么事情才能让婆媳关系好起来？"体验一下思维方式的转变给自己带来的不同力量。

可以肯定的是，无论是婆婆还是媳妇，她们内心都有着同样的需求——被尊重、被理解、被关爱。只是，谁来满足她们的需求呢？谁愿意先尝试着用实际行动去满足对方呢？

分清界限，检视期待

婆婆和媳妇都可以有期待，但是，如果期待"媳妇像女儿一样对待自己"或者"婆婆像妈妈一样对待自己"，这样的期待往往会落空，变成未被满足的期待。

毕竟，婆婆就是婆婆，婆媳关系通过努力可以好如母女关系的亲情，但毕竟不能跨越角色界限。对于女儿的任性和无理取闹，生养的妈妈可以用爱和包容全盘接受，但对于这样的媳妇，也许就超出了婆婆能够理解和接纳的范围。媳妇和婆婆来自于不同的家庭环境，在价值观、家庭观念、家庭规条上也会有不一样的认同，因此，若想把对妈妈的期待照搬到婆婆身上，只会让婆媳关系更加混乱。

我们要看到家庭与家庭之间的差异以及角色界限的不同，感同身受地去聆听对方，带着接纳、理解和爱去尊重对方的生活习惯、传统观念，对于小小的友善行为多给予肯定、赞赏和感激，多学会进行"爱的存款"，那么，婆媳关系就会慢慢平衡，然后才是发展与增进。

好婆媳来自好夫妻

若细心观察就会发现，良好的婆媳关系与良好的夫妻关系是相互影响和促进的。从核心家庭的功能角度上讲，和睦的夫妻关系是婆媳关系坚实的基础。

> 李慧和婆婆在一起生活已经7年了，她们相处得很不错，而这种和睦的关系来自于李慧和老公的良好沟通。刚结婚的时候，李慧不知道婆婆的生活习惯，老公就成了她的指导老师。每次给婆婆买礼物，李慧都会先听听老公的意见。关于饮食口味，李慧更是拜婆婆为师，经过婆婆的指点，李慧不仅学会了很多拿手好菜，滋养了老公的胃，更滋养了他的心。

"好的夫妻关系有助于构建好的婆媳关系，同样，努力构建好的婆媳关系也有助于夫妻关系的和谐。"在我接受过的咨询案例中，许多家庭冲突来自于夫妻双方对彼此的原生家庭不接纳，以及原生家庭父母越界干预核心家庭的夫妻事务。在一个家庭中，如果有一方在内心不接纳另一方的原生家庭，比如对方的家境、社会地位、父母等，必然会给另一方带来伤害。我们很难想象，一个妻子可以在不接纳丈夫生命之源的原生家庭父母的基础上，真正接纳丈夫。

对于现在依然为婆媳关系苦恼的媳妇们，我希望她们在抱怨之前能先好好反思一下自己和丈夫的关系，先用心处理好自己核心家庭的和谐、健康与幸福，通过真诚沟通、一致性表达和进行"爱的存款"的行为，聆听对方的需求和观点，感受对方的感受，了解并接纳彼此的相同与差异，和谐夫妻关系。如此，婆媳关系就会变得和睦、温情，并彼此滋养。

两个人，相互成就的关系 苏青

2004年，我见证了玛丽亚老师在中国带领的第一个萨提亚工作坊。我被萨提亚模式的魅力深深吸引，从此走上了学习、分享和传播萨提亚的人生道路。十年来的经验积累使我发现：将萨提亚工作坊和咨询疗程相结合，能够有效促进学员心理模式、心智模式的转化，并且使转化效果更加扎实、巩固。下面的4个案例很好地印证了这一点。

妈妈、爸爸：信任带给孩子坚实的"自我"

一位年轻的妈妈因为孩子的择校问题陷入了焦虑，她觉得孩子性格内向、胆子太小，总是让人放心不下。

这位妈妈以前参加过萨提亚成长工作坊，理解萨提亚模式的理念和改变的历程。当我听她喋喋不休地谈论孩子的种种表现和自己的种种担心时，抓住间隙问了一个问题："你学习萨提亚之后，是如何把它运用到自己和孩子身上的？"她一下愣住了，不过很快就明白了我的意思。思索一分钟之后，她承认自己在面对现实难题时又不知不觉地回到了原来的模式中，将萨提亚抛到了脑后。

于是，我和她一起探讨焦虑时的内在冰山、她和女儿的关系，以及她面对不同学校和老师的心态。

我们沿着正确的方向一路向前。最后，她自己总结说："我可以相信我的孩子，我要更加耐心地等待她成长。即使择校失误，天也不会塌下来，假如这所学校不行，和孩子沟通之后，我们也可以选另一所。"

是的，明白孩子的"自我价值感"是最重要的。只有当孩子的"自我"坚实而稳定时，他才可以适应任何环境，通过学习、交友去体验成功和失败，逐步发展完善自己。而家长能做的，就是尊重孩子是独特的生命体，不需要和别人比较，不需要去迎合学校、老师，可以信任孩子，永远用欣赏和信任的目光注视着他，成功时陪他一起庆贺，挫败时陪他一起伤心。与此相反，家长的焦虑则会对孩子的心理和性格造成影响。

令人欣喜的是，这位妈妈不仅解决了自己的问题，还邀请丈夫一起参加咨询，因为她知道夫妻关系以及父亲对孩子成长的重要性。夫妻齐心，其利断金，他们的孩子真有福！

孩子、妈妈：该放手，别纠缠

一位大三的男学生前来咨询。他的基本情况是这样的：总是情绪低落，胃不舒服，经常不吃饭或胡乱吃饭，一年之内爆瘦十公斤以上，并拒绝治疗胃病。平时他不太讲话，接到妈妈的电话后，有时会情绪失控。

我初步判断：这个男学生可能患上了抑郁症。由于他几乎不说话，谈话治疗的效果估计不会好，所以我建议他先参加萨提亚工作坊。在工作坊中，小伙子目睹了同学的开放和改变，内心渐渐松动。他向老师讲述了自己的挣扎和迷茫，处理了过去的受伤、憋闷无力。在现场，他承诺要好好照顾自己，改变和家人的沟通模式，有话就讲出来，而不是憋在心里。工作坊结束后，男学生整个人好像从连绵的"阴雨天"变成了清新的"雨后初晴"。

但是过了一段时间，男学生又来到了我的咨询室。这次，跟他一起来的还有妈妈。原来，由于妈妈难以改变惯有的控制模式，母子俩的沟通依然有很大问题。其实，这种情况在中国家庭中普遍存在，妈妈和孩子的关系太过紧密，孩子长大了，妈妈却呆在"空巢"中不知如何是好，只会抓着孩子不放，甚至过度"参与"孩子的恋爱、结婚、生子……

在这样的咨询中，重点是帮助妈妈构建更独立、成熟的"自我"，学会拥有自己的生活，重拾、享受夫妻的二人世界。而孩子方面，需要更加细致和深入的工作，不断夯实内在的"自我"，鼓励他自己做选择，并为自己的选择负责。如果妈妈的过度控制没有改变，对儿子的自我成长之路会构成很大的挑战。

所以，对于妈妈，我让她看到自己的控制模式对儿子身心的影响，鼓励她尽量放手。对于儿子，我让他理解自己已经是成年人，需要从心理上摆脱对妈妈的依赖和纠缠，为自己喜欢的、想要的事情努力，无论成功或挫折，都尽量自己承担。母子俩一起参加工作坊，对母子关系的改变起到了重大的促进作用。

妻子、丈夫：放下过去，看重现在和未来

A女士有一段不幸福的婚姻，丈夫的外遇使她陷入极度痛苦之中。A女士参加了萨提亚工作坊，在自我认知和情绪觉察方面有所提升。但是，丈夫和第三者之间"剪不断，理还乱"的关系，给A女士造成了严重的情绪问题，甚至影响她正常生活和工作。

在咨询室里，我专注地倾听A女士的述说，她的情绪得到很大程度的疏

解，可以更理性、更整体地看清自己还有新的选择，甚至开始考虑离婚之后的生活状态。在拥有了较强的心理能量之后，A女士邀请丈夫一起接受夫妻治疗。第一次治疗卓有成效——丈夫意外地发觉，咨询师没有作任何道德评判，而是从人性层面接纳人会犯错，也允许犯错，同时一语道破：因为内疚、羞耻感、男人的自尊等，丈夫无法面对妻子，觉得无法破镜重圆。在咨询的后半程，当感觉获得足够的理解和尊重后，丈夫吐露了心底的渴望——希望家庭完整，陪伴孩子成长。丈夫当场决定与第三者断绝来往，和妻子重归于好。到现在为止，这对夫妻的关系以及孩子的状态都越来越好。

这次治疗的关键在于妻子扎实地学习过萨提亚模式。一方面，她在工作坊中学到了自我成长的要点，因此在咨询时才能坦然地将最隐私的难堪、自己极坏的情绪统统宣泄出来；另一方面，她的觉察快速而敏锐，很清楚自己要去的方向，而且能有意识地放下过去的伤痛和愤懑，看重现在和未来，对夫妻关系的走向持开放的态度。正是因为妻子的转化和坚定，让丈夫不得不面对婚姻的选择。

值得一提的是，A女士的经历让我想起了另一位咨询者B女士。B女士的情况很类似，丈夫多次出轨，令她身心俱疲，情绪抑郁长达两年之久。B女士也参加了萨提亚夫妻关系工作坊，学习了"原生家庭"和"内在冰山"，但对于家庭问题的解决收效甚微：夫妻关系没有明显改善；孩子吵闹、饮食混乱、发育滞后等问题如旧。

在随后的咨询疗程中，我发现B女士谈得最多的是孩子过去一周的表现，其次是她自己的坏情绪，而当谈及婚姻关系时，则轻描淡写地表示：反正两人无法分开，因为有3个孩子，而且年龄尚幼，她不可能独自一人带3个孩子，也绝不允许丈夫带走任何一个孩子。

经过了数次咨询，我们几乎还在原地打转：B女士的讲述依然以"故事会"为主，以情绪宣泄为最低目标，而她的丈夫也一直拒绝参与夫妻治疗。

撰写案例报告时，我沉思良久：B女士因为现实的困境而缺乏能量，没有信心实现真正的个人成长；她的丈夫拒绝参与夫妻治疗，意味着他不想改变，所以局面没有任何突破。而痛苦的婚姻造就了痛苦的妻子、痛苦的妈妈、痛苦的孩子们——孩子是最大的受害者。作为咨询师，我从头至尾都没有勇气挑明：带着3个孩子离婚可能比一直陷在痛苦的婚姻中更加明智，可能会辛苦，却不会一直痛苦；没有了这种"无爱婚姻"的侵蚀，孩子们可能会更加健康地成长。

在这两个案例中，面对丈夫出轨，两位妻子都学习了萨提亚模式，但婚姻的走势和结果却截然不同。一位丈夫内心深处还有"保有完整家庭"的渴望，这个渴望在夫妻治疗中被澄清、点燃；另一位丈夫没有露面，我无从知道详情。前一桩婚姻拥有改善的动力，夫妻双方在动力的驱使下步步转变，这让他们有信心持续接受咨询，最终使婚姻关系焕然一新；而后一桩婚姻呢，妻子挣扎、丈夫逃避，婚姻关系纠结而冷漠。

最后，我想把萨提亚模式的一条信念送给所有的咨询师、读者和我自己：

问题不是问题，如何应对才是问题。

联结家庭之爱　　　胡晓秋

患"多动症"的小男孩

> 楠楠是一个10岁的小男孩，上小学四年级，学习成绩还不错，人也很机灵。但是从二年级开始，他就有个坏毛病——上课坐不住。老师让他回答问题，他一边发言一边东倒西歪，惹得全班同学哄堂大笑，老师提醒多次也没有效果。家长怀疑楠楠得了"多动症"，带他上医院检查，结果一切正常。后来，在老师的建议下，家长带着楠楠来找心理咨询师，想通过做一些注意力训练让孩子安静下来。

接到这个个案的时候，我的专业直觉是：不是孩子的注意力缺失，而是父母的爱失联了！于是，我邀请楠楠的父母一起过来，想通过家庭治疗来帮助这个孩子，帮助这个家庭。

第一次会面，一进屋，楠楠的眼珠子就滴溜溜地转，看起来聪明灵活。他的爸爸妈妈比较年轻，神情稍微有一点拘谨。

据妈妈说，楠楠出生100天时，自己因为工作原因要外出，就把孩子交给奶奶带了，直到孩子8个月大才回来。这期间，她每隔一两天就给家里打电话，让奶奶把话筒拿给孩子听。好在回来以后，楠楠对妈妈没有表现出排斥，母子俩很顺利地在一起了，奶奶再想抱走楠楠都不行了。

在楠楠6岁的时候，妈妈说要给他生一个妹妹，他说"好"。后来生产的那一天，大人们说是个男孩，楠楠没有进去看弟弟，也没有和妈妈亲近。随着弟弟长大，楠楠虽然没有欺负弟弟，但也不是很亲近他。

我问妈妈："对于现在的楠楠，你担心的是什么？你希望发生什么改变呢？"妈妈说："从小到大，楠楠都很乖巧、听话，但是很少和我交流，也很少表达自己想要的。现在，他经常会怂恿他的堂哥来问我一些事情，所以我很担忧，根本不知道他在想些什么，希望他和我更亲近些。"

我问爸爸："你怎样看自己的儿子？你和儿子在一起的时间有多少？你们在一起做些什么呢？"爸爸说："因为长年在外地做生意，我很少和儿子在一起。这次老师说起儿子的事情，我想我们做父母的真的需要好好反思自己了！"

我问楠楠："如果爸爸妈妈愿意多些时间和你在一起，你会喜欢吗？"

楠楠点头说："喜欢。"

"刚刚爸爸妈妈说自己心里真的很想和你更亲近，你相信吗？"

"还好吧。"

我邀请爸爸妈妈来做承诺。当妈妈说"孩子，妈妈真的很爱你！妈妈希望能够和你多说说话"时，妈妈流泪了。楠楠看着妈妈，表情温和而放松。

那一刻，我为母子能够重新联结爱而感动，我的眼睛也湿润了。

爸爸说："楠楠，我很抱歉之前很少和你在一起！但是今天我保证：在我回家的日子里，我会尽可能地抽出时间和你在一起，陪你玩，陪你做一些事情。你想做些什么，告诉爸爸，爸爸会尽量满足你的！"

我问楠楠："爸爸说多陪陪你，你喜欢吗？"

楠楠点点头："嗯！"

之后，我让楠楠说说自己眼中的爸爸妈妈是怎样的。楠楠说妈妈的时候，比较自然、顺畅，而说到爸爸的时候，有些支支吾吾。于是我问："爸爸在家的时候，是笑的时候多呢，还是板着脸的时候多？或者不出声？"

"他不怎么说话。"

我让爸爸来向儿子介绍一下自己平时喜欢做些什么。当爸爸开始说话的时候，楠楠一直很有兴味地看着爸爸，偶尔插一句话。这个时候，我感受到这对父子的距离正在拉近，爱开始在他们之间流动！

在会谈的一个小时里，这个被怀疑有"多动症"的孩子一直看着、说着、参与着，丝毫没有捣乱。为了好好说话，楠楠还把嘴里的口香糖吐到垃圾桶去，如此懂事明理！我表达了对他的欣赏，他很害羞地笑了笑。

后来，这家人又陆陆续续地来了4次，我们分别就"爸爸妈妈如何结成团队，一起来承担起教育孩子的责任""夫妻之间如何更好地交流""父母如何欣赏孩子""如何和孩子商量一些事情"等方面进行了面谈。

再后来，老师反映，楠楠在学校里明显安静了许多，上课注意力也集中了，最近一次语文考试还得了99.5分。

是啊，问题本身不是问题，如何应对才是问题！对一个孩子而言，父母的爱就是他们的天和地，就是他们面对生活压力时最好的保护伞。当孩子和父母的爱联结时，他内心就是踏实而有力量的，就会感觉"我是好的"。这种状态下的孩子可以安心学习，可以和伙伴们友好交往，因为无论在家里还是在班级中，他都在努力承担自己作为"小大人"的那份责任。

而一旦与父母的爱失联了，孩子内心就会惶惶不安，他会以各种方式引起父母、老师的注意，因为他想用各种方式来证明自己是被爱的。多动是楠楠的外在行为表现，而他内心真正的渴望是得到父母的爱，是和父母的爱联结！

很多情况下，老师、父母容易对孩子的行为下结论：多动！不守纪律！然后批评、责骂孩子，希望他能够改变这些行为。但是，根据萨提亚模式理论，外在的行为只是孩子内在的显化而已，真正的问题是如何满足孩子的渴望。也就是说，萨提亚模式并不把焦点放在一个人的外在行为上，访谈也不是为了消除"症状"，而是激活每个人内在的资源，借此成长，自我滋养。

通过这个案例，我想为所有父母提个醒：当孩子出现了一些不正常行为时，请父母先把自己安顿下来，问问自己"我和孩子有联结吗""孩子是怎样感受到我的爱的""我可以为此做些什么"。

亲人不再陌生

> 小多今年17岁，在一所职业高中念高二。因为家里超生，小多已经是第三个女儿了，所以从一出生开始，父母就把她寄养在一个远房亲戚家，一直到初中二年级。小多的性格很孤僻，经常在周记里面写到对自己生命意义的怀疑，班主任担心她抑郁，推荐她加入学校的一个自我关爱团体。

经过几次团体辅导，我发现小多很乖巧，对别人只是点头，不大说话，但是从她的表情可以看出来，她很关注活动内容。

有一次，我要做一个三代家庭的雕塑案例，特意邀请小多来做个案明星。她迟疑了一下，答应了。根据自己的家庭情况，小多邀请了几位团体成员来扮演家人，有爷爷奶奶、外公外婆、一个姑姑、一个叔叔、爸爸妈妈、两个姨妈、两个姐姐和一个弟弟，加上她自己，总共14人。当大家按照辈分序列排好之后，我请小多远远地看着这个画面，进入内在来体验自己。这时，她的眼睛有些发红，呼吸变得急促起来。我又让她站在自己的位置上，她看看后面的祖辈和父辈，看看站在自己身边的姐弟，面部肌肉有些抽动，嘴唇咬紧。

"小多，你现在想说些什么吗？"我问。

"我突然感到很难过！这个家，这些人，我好像很陌生。"小多的语气之中带着哭腔。

"那你想听听这些人此刻想对你说的话吗？"

"好的。"

于是，我邀请大家按照从祖辈到同辈的顺序，一个个对小多说说此刻他们想表达的。有对小多表达抱歉的，有表达欣赏的，有表达关爱的，有表达理解的，有表达支持的……看到和听到家人的表达，小多流泪、微笑，拉手、拥抱，场景十分感人。虽然所有的扮演者都与小多同龄，但他们的表达那样自然、真切，使我不得不更加确信：人性是相通的！

我对小多说："我相信你将来也会有自己的爱人和孩子，你的生命也是这样延续下来的。你相信吗？"她的脸上带着害羞的微笑，重重地点了点头。

我又问："此刻你对你的父母怎么看？你对自己的生命怎么看？你想对自己说些什么呢？"

小多说："今天，我非常感谢大家这样和我一起看看我的家人，我人生第一次真正感受到这个大家庭的温暖！爸爸妈妈是爱我的，只是他们也无奈啊！我理解他们，以后不会再和他们作对了。我的生命能够到今天是不容易的，也是非常有意义的，我有爷爷奶奶、外公外婆，还有父母，以后我还会有自己的孩子，所以我会好好爱自己的，将来也会好好地爱我的孩子。我很重要！"

此时，所有人都情不自禁地鼓掌，大家脸上带着笑，热情、关切地注视着小多。这个时候，我感觉到所有人都是一体的，不分彼此。我们都在这生命河流当中，能够相遇，是非常幸运的！

从小多身上，我想到：有一些父母因为政策、工作、生计等原因，让自己的孩子从小就有了"被遗弃"的经历。这种做法深深地伤害了幼小的生命，在孩子的心灵上刻下了伤痕！因此，有的孩子对生命、爱、家庭等美好的事情抱持怀疑态度，他们或者个性孤僻，或者冲动易怒，或者抑郁沮丧……曾经在全国各地都出现过孩子们相约集体自杀的事件，这不得不让我们思考：怎样才能帮助到这样的孩子？

我想，让他们体验到生命的重要是第一要务。他们携带着祖辈的遗产基因，也承担着养育自己儿辈的责任；他们和家族中所有人都有很深的联结；自己这一生如何好好生活，是他们可以选择的！

所以，我邀请所有父母：如果你曾经有较长的时间和孩子分离，让他和其他人生活在一起，那么请你和孩子好好谈一谈。作为父母，你要道歉！道歉的意思不是你做错了，而是你很遗憾！你很难过曾经给孩子带来过伤害，作为父母，要分享你的体验，让孩子知道你的关爱、无奈、努力、担心……你和孩子之间要和解，要重新联结！当生命以这样的方式深深联结时，呈现在我们面前的画面就会是一条生命之流，宁静、安详、生生不息！

听从内心的选择　　　梁凌寒

当我见到小娟的时候，完全无法把她和多次获得过奖学金、拥有两个很好工作offer的研三毕业生联系在一起。她头发散乱地垂着，眉头紧皱，不断咬着嘴唇，说话有气无力。

小娟的学习一直很好，本科毕业时从外地考到了北京读研，成为同学们羡慕的对象。在读研期间，她一直很努力，学习成绩很好，多次获得奖学金，争取到了去国外交流的机会，还做了很多实习。因此，当别人还在苦苦找工作时，她早早地拿到了两个很好的工作 offer：一个在广州，是行业里知名的外企，薪水很高，工作有挑战性；一个在北京，是一家国企，也是行业里的佼佼者，工作相对轻松，注重人际关系，薪水也不错。

小娟陷入了纠结：这两个offer，到底要选哪一个？广州的工作"高大上"，是令人羡慕的高级白领，只要在这家公司待上一年，行业内想跳槽到任何公司都没问题。但是，小娟担心自己适应不了那么有挑战性的工作，害怕竞争不过公司里的精英，害怕被领导骂，害怕一个人在陌生的广州生活。而北京的工作比较"接地气"，安稳轻松，父母都劝她选北京的工作，安安稳稳地生活。但是，小娟又有些不甘心，同时也害怕自己处理不好人际关系。

在这样的纠结中，小娟一直做不了决定，一边在北京的公司实习，一边想着广州的工作，两边都拖延着，导致实习状态不佳。随着毕业临近，她的担心、焦虑和因此而产生的自责情绪越来越严重。

在咨询中，咨询师一直很好奇：是什么让原本优秀的小娟用这样的方式来应对生活？通过历程性的提问，咨询师发现：小娟面临的无法做出选择的现状源于她对毕业的恐惧，而影响这份恐惧的，是她在成长历程中有很多"未满足的期待"，体验过很多恐惧、无助的状态，不断被强化"我不足够好""没人在乎我"的信念。这些使她一遇到不安、恐惧的情境就陷入求生存的状态，无法承担起责任，无法施展自己的能力。

在小娟的成长过程中，父亲基本是缺失的。他常常和朋友出去玩乐，还有过几段外遇，几乎没有照顾和关心过小娟。特别是在小娟生病、高考、考研等压力大、期待被关心的时候，父亲都很不耐烦，这让小娟产生了很多被压抑的愤怒、失望和无助。小娟的母亲在工作上是女强人，在感情上却又很依赖父亲，对父亲的外遇也一直忍气吞声，常常把怨气发泄到小娟身上，有时候对小娟很挑剔，有时候又向小娟哭诉对父亲的不满。小娟既爱妈妈，又怕妈妈，她从小就希望自己可以变得很有能力，带妈妈离开这个家，但是和妈妈在一起时又觉得很紧张、害怕、无助。

成长于这样的家庭环境中，小娟从小就觉得自己"不够好"，不可爱，也不值得别人爱，于是她一直努力学习，想要证明自己。在找工作这件事情上，获得两个工作机会一开始让小娟感到很高兴：别人都还没有找到工作呢，我却有两个工作机会，多厉害！然而，这种"被证明"的高兴很快就被恐惧替代：无论选择哪一个，都意味着要放弃另一个，只要一想到"万一被放弃的那个才是更好的"，小娟就会觉得自己很失败，为了避免这种失败的出现，她才一直不做出决定。在更深的层面上，一旦确定了工作，小娟觉得自己就步入了社会，开始了成人的生活。这么多年在学校里，小娟从来没有谈过恋爱，也没有尝试过完全独立地生活，一想到自己要长期在某个单位工作、一个人住、恋爱、结婚，她就会想起小时候妈妈加班、爸爸出去玩乐，剩下自己独自一人在家的孤独无助的状态，内心就会被恐惧笼罩。

带着关怀和接纳了解到这些信息后，咨询师从三个方面着手：第一，引导小娟看到自己的资源以及在成长中所历练出来的能力，激发她的生命能量，调亮她的生命之光；第二，帮助她放下未满足的期待，疗愈成长过程中的创伤，融化求生存的能量，改变应对压力的方式；第三，促进她为自己负责，学会用合适的方式满足自己的渴望。这三个方面可以帮助她更有勇气、力量和信心去面对目前的生活，真正地活出自己。

其实，小娟有很多资源：小时候即使妈妈加班、爸爸出去玩乐，很多时候，她也能找到一些方式陪伴自己，比如搭积木、看书、编故事等；聪明好学，从小到大成绩都不错；积极争取，不管是去国外交流，还是实习，很多机会都是她主动争取来的；在国外交流和独自旅行时，可以很好地照顾自己；有丰富的实习经验；善于倾听，有不少朋友，朋友们常常会跟她分享自己的心事。

在发现和认可这些资源、能力之后，小娟开始找回自信，生命能量得到了提升。带着这些能量，小娟更有力量去面对成长经历中的创伤了。

咨询师让小娟先联结到现在自己所拥有的资源和能力，体验到生命的能量，然后带着关爱，回看过去的自己。在小娟的回忆中，五六岁的时候，爸爸彻夜未归，妈妈在家里痛哭，自己则躲在角落里，觉得整个世界都是黑色的。正是这种体验包裹住了小娟，以至于以后只要一感到不安、害怕、恐惧，她就被无助淹没。这种体验的背后，是深深的对爱、安全、归属感、接纳和认可的渴望。

运用雕塑，咨询师引导小娟用物品外化出五六岁时的自己以及父母，促使她表达出对父母的情绪、想法、期待和渴望，并试着接纳和原谅父母不够好的地方，即使她不喜欢那些地方。接着，又邀请小娟看到自己已经度过了那段童年时光，拥有了很多资源，并向她表达自己的爱、接纳和认可——邀请那个小女孩慢慢长大。

渐渐地，小娟放下了恐惧和无助，更有力量去面对现在的生活。她和咨询师一起探索如何做出更好的工作选择，并且关爱自己。由于认识到自己内心对爱、安全和认可的渴望非常强烈，因此小娟最终决定在相对熟悉和容易获得认可的北京工作。那么，如何让自己感觉愉快、提升生命能量呢？小娟和咨询师也讨论出了很多方式，比如养宠物、学画画、学唱歌、坚持运动、写日记、在感觉恐惧无助时给自己拥抱和提醒等，并承诺真正去实施。

萨提亚模式认为，问题本身不是问题，如何应对才是问题。因此，在咨询中，我们不能仅关注来访者提出的问题，要深入探索阻碍来访者生命能量流动的因素，这些因素常常是和其成长经历有关的。

"我们拥有一切所需的内在资源，以便成功地应对及成长""欣赏并接受过去可以增加我们管理现在的能力"，这些治疗理念让我们知道：激发来访者内在的资源，在当下去回顾和处理成长经历中的创伤、未满足的期待，这样即使过去的事情已经发生了，外在的改变有限，但来访者内在的改变还是可能的，他将会看到希望，从而更有力量、信心、勇气地在现实生活中做出选择。

把爱传出去 葛君明

在我第一次接触萨提亚模式时，沈明莹老师感动了我。她的生命充满了人性的光辉，美丽、温柔，充满大爱的智慧，我在心里默默许下愿望：我要像沈老师一样，去分享、传播萨提亚模式，让更多人的家庭幸福、和谐。

从2008年开始，我带领过沙龙、讲座和工作坊，做过很多个体治疗，这些经历让我一次次强烈地感受到：每个生命的成长都不容易，不管遇到怎样的伤痛，生命依然可以美丽绽放！

有一次，亲子关系工作坊里来了一位学员，他是一位爸爸，儿子已经读高一了，现在沉迷网络，不想读书，父子俩无法沟通。我问他参加工作坊的目标是什么，他说"为了儿子能回到学校"。我又问他自己学习的目标是什么，他还是说儿子的问题。这让我想起萨提亚的名言：孩子没有问题，有问题的往往是父母。

在后来三天的课程中，我和助教们尽力让这位爸爸看到他和儿子的互动模式，让他静下心来体验，在这样的沟通方式中，他的感受是什么；也请其他学员来扮演儿子的角色，向他反馈儿子的感受。

在以往的沟通中，这位爸爸一直是先用"超理智"的应对方式，跟儿子讲大道理，如果儿子不听，再开始指责。在角色扮演中，这样的情景一次次地重复：儿子指责爸爸，转身要离去。当儿子转身的那一刻，我看到爸爸的眼睛湿润了。他说："在现实中我们就是这个样子，现在儿子常常待在网吧不回家。"当爸爸把"指责"的手指放下，伸开双手去接纳儿子时，儿子并没有马上回来——儿子在迟疑，在等待，他对这种新的沟通方式还不太适应，也不太相信。不过慢慢地，当看到爸爸的坚持，看到爸爸眼中的接纳和爱，儿子终于回来了。

课程结束后，大家一起分享自己的体会和收获。这位爸爸说，三天的课程可以用三个标点符号来形容——第一天是"？"，不知道老师要讲什么，也不知道能不能得到自己想要的；第二天是"！"，在体验中受到震撼，发现原来自己也有问题，原来改变是可以从自己开始的；第三天是"……"，课程虽然结束了，但萨提亚模式可以带到以后的生活中去，多练习，成长的道路才刚开始。

萨提亚模式认为，原生家庭对一个人的成长影响很大，但是如果已经满了18岁，就可以为自己负责，不能把问题推到父母身上或是推给成长环境。目前，很多课程都是针对成人的，让成人开始自我成长，能为自己的生活多一些选择，并且为自己的选择负责。

从2010年年初，我们开始了新的尝试，把萨提亚模式应用于孩子们的身上，会发生什么呢？孩子们带给我们太多惊喜，他们很智慧，条条框框也没有大人多，因此接受得更快，包容性也更大。

有一个小女孩，在"欣赏感谢"的环节中，当别人对她表示欣赏时，她特别不好意思，觉得都是应该的，不值一提；问她欣赏自己哪些地方，她总说没有。原来，这个小女孩很小就开始上寄宿学校，同宿舍的一个女孩总是欺负她，还召集其他同学孤立她，把她锁在宿舍里上不了课、不让她洗脸刷牙、强迫她给所有人晾衣服，等等。这样的生活持续了5年，严重影响了她的自信。助教老师知道后，引导同伴多去表达对小女孩的欣赏，也引导小女孩去发现自己内在美丽的特质：独立、坚强、善良……当她接触到自己内在的力量时，就能够做真正的自己。慢慢地，小女孩变了：以前，她总是用长发遮住脸，让大家看不清自己的模样，现在把头发绾起来了，露出灿烂的笑脸。

还有一个大男孩，被诊断为轻度精神分裂。他的成长经历有很多波折：不到3岁时，父母离异，被送到陌生人家寄养；小学时，母亲管教严苛，造成了他性格乖张，与同学们格格不入，在学校里备受排挤；高中时，又被迫从自己喜欢的学校转学。就在这个阶段，危机终于爆发了——医生诊断他患有抑郁症和躁狂症。为了帮助这个孩子，我把工作重点放到了他妈妈身上，让她放下内心的内疚、自责，先学会接纳自己，肯定自己已经尽力了，看到自己的优秀特质，也看到孩子的优秀特质。后来，妈妈改变了——之前，她不敢告诉别人儿子的状况，现在能够正视了；儿子也发生了变化——平静了很多，躁狂的次数越来越少，能够走出家门、接触社会了，有了自己的小朋友圈。妈妈更有信心了，当她能够更多地接纳自己的时候，她对儿子的接纳也更多了。妈妈说，每个点滴的变化背后都有巨大的努力，她也曾经绝望过，想放弃，但最终还是爱战胜了一切。是的，母亲对孩子的爱可以战胜一切！

带领了很多次工作坊，每次开课时，我都会先带领大家做冥想，觉察自己的身体、内心的感受。我会看着每个人，从内心去感受他们的生命。有时候，脑海中还会闪现出那些曾经见过的案主、学员，我把祝福送给他们，感谢与他们的相遇，使我懂得尊重生命、接纳。这也是萨提亚模式的信念之一：每个人在人性的层面都是平等的，都值得尊重。

　　工作坊结束后，我常常会为大家的改变而流泪，感动于每个生命都想更加美好和拥有充沛的动力。我坚信，"改变在任何时候都是可能的，即使外在的改变是有限的，内在的改变还是可能的；改变了个人就改变了家庭，改变了家庭就改变了世界"。

"和"而生美　　陈慧玲

几天前，我在杭州带领"家长成长工作坊"。工作期间，有朋友问我："你一直在运用和推广萨提亚，你觉得萨提亚带给你什么？"我说："萨提亚带给我的太多了，其中最重要的是对'和'字的深刻感受和理解。"

萨提亚提出"内在和谐、人际和睦、世界和平"，认为一个人与自己"和"，才能收获和谐；与他人"和"，才能收获和睦；与世界"和"，才能收获和平。在《庄子·天道》中，也阐释了"和"是乐之本源——"与人和者，谓之人乐；与天和者，谓之天乐"。中西方文化在这里相通互融，真是神奇！

在学习和运用萨提亚的过程中，我更加深刻地体会到什么是"和"。它是人们的联结能力。人们在"觉察—承认—接纳—改变—欣赏"的过程中与最真实的自己联结，而只有与自己联结，才能联结到最初的生命力，才能与他人、世界建立更深的联结。通过体验和经历这些有价值的内在历程，人们达到内外一致，收获来自于生命之初的安宁、智慧和力量。我想，这种因联结而呈现的存在状态才是真正的自由，我们的生命也终会因自由而变得更加美丽。

从事团体辅导、咨询已经好几年，这期间我一直在寻找一种更加简洁、生动、有效、能够直达生命内在的咨询方法。在不断探索的过程中，我遇到了萨提亚，并被它深深吸引。经过深入学习，萨提亚的体验性、系统性、正面性、聚焦于"改变"以及"积极运用自己的资源"给了我很多启发和帮助。它的开放、包容与慈悲，让我在工作时更加尊重每一个相遇的人，当我用心与每一颗心碰撞时，我对每一个独特的生命有了更加深刻的理解和接纳。我知道，萨提亚不仅意味着我职业生涯的新开端，更是我生命中的一份巨大惊喜，一份充满爱与滋养的礼物！

在工作坊中运用萨提亚做个案或团体治疗时，我经常会赞叹它的神奇。比如，简单明晰的四种生存姿态、家庭雕塑、原生家庭图等技术，能帮助案主快速、直接地进入生命的内在层面，去重新感受和体验过往的历程。萨提亚女士在治疗中经常运用隐喻和画面，这些也给了我极大的启示。在一次家庭治疗中，一位妈妈描述自己经常担心爸爸的教育方法会伤害到孩子，于是无意识地阻隔爸爸与孩子的互动。这时，我的脑子里出现了"老鹰抓小鸡"的画面：妈妈就像母鸡一样，张开双翅保护小鸡，而爸爸则变成了老鹰。当我让家庭成员呈现出这样一种画面时，妈妈顿时觉察到自己的问题。

还有一个令我印象深刻的案例。案主是一位女士，她有一个5岁的女儿。她带来的议题是管理自己的情绪问题以及调整与母亲的关系。在工作坊第一天的自我介绍环节，我和她有一段简短的对话，我瞬间感受到她对现状、自己和家庭都怀有深深的不满和愤怒。于是，在生存姿态练习中，我邀请她上场。当选择学员来扮演母亲角色时，她果断地选择了一位看上去干练利落的女学员，并说："我母亲和她是一类人，都特别厉害！"然后，又选了一位身材高大的男学员扮演父亲。当母亲角色站在椅子上摆出指责的姿态时，父亲角色艰难地蹲在地上，做出逃避的姿态。"是的，我家就是这样！"她痛哭失声。等她的情绪慢慢平复后，我邀请她选择一个"小时候的自己"，并摆出当时的应对姿态。她摆了两个：一个是和母亲站在一起指责父亲，另一个是偶尔讨好母亲。我邀请她分享此时的感受，她流着泪对我说，她现在理解了为什么自己在对待丈夫和孩子时总是发脾气，事后又后悔，做各种讨好的事情来弥补，原来这些都是她从原生家庭习得的生存姿态。随后，她真诚地拥抱"小时候的自己"。我想，那个拥抱既是释放，也是理解和接纳——释放内在的愤怒情绪，理解和接纳"我原来是这样"。

接下来，我邀请她雕塑出现在家庭的生存姿态。她摆出和丈夫互相指责的姿态。这时，扮演孩子角色的学员说："看到爸爸妈妈吵架，我很害怕和无助。"听到这里，她再次情绪激动起来，泪流满面。我问她这些泪水的意义，她告诉我，孩子所说的"害怕和无助"就是小时候自己内心的真实感受。一瞬间，我看到她的内在力量呈现出来了。我非常坚决地告诉大家，一定要改变自己，让自己成长，做原生家庭不良沟通模式的终结者。

这就是萨提亚的魅力所在：通过身体姿态的体验进入内在，并产生觉察。体验到就会有觉察，有觉察就有改变的可能。是的，觉察是一个向内看的契机，是一个新的开始。作为咨询师，萨提亚也教会我：在引领的每一个当下，去寻找案主的积极资源，并对案主所呈现出的能量表示欣赏。当我真诚地欣赏案主，鼓励她将那些不一致的生存姿态扔进垃圾桶，邀请她带着好奇来学习和体验更一致、更和谐的沟通模式，探索自己更深层的内在时，我看到她脸上绽放出的光与美。

在后来的学习中，这位学员主动谈到自己与母亲的关系。从她的叙述中，我得知她的父亲早已去世，母亲因此依附于她，母女间的依恋和纠缠已经深深影响到她现在的家庭关系。在她的头脑里有很多规条和评判，比如认为"不和母亲住在一起就是不孝""母亲离开我就会活不下去"……我请助教用绳子把她和母亲绑在一起，说一条观点就绑一道绳子，结果母女俩紧紧地绑在了一起。我请她们向前走。她走得非常艰难，几圈下来，告诉我"很累，但不想停下来"。我询问母亲的感受，母亲说也觉得很累，而且感到不安全、不自由，想要带着女儿往自己要去的方向走。当母亲真的这么做的时候，两个人开始拉扯起来……全场学员静静地看着，纠缠给这对母女带来的痛苦清晰地呈现在大家面前。她挣扎着、哭泣着，说自己好累。问她想要什么，她回答"想要解开"。我再一次追问："你真的想要解开吗？""是的，我要解开！"她的语气十分坚定。

当所有绳子解开后，她和母亲面对面站着，不再流泪，神情变得坚定有力。我邀请她对母亲说些什么，她想了想说："妈妈，对不起！我要离开你了。你有你的人生，我有我的人生。我希望我们的关系是有距离的联结，而不是纠缠在一起。虽然我离开你，但我依然爱你。我要学着为自己而活，学着爱自己。因为当我好好爱自己时，才能更好地爱你，爱我生命中的所有人。"

听了这番话，我非常感动。这是多么有价值的体验，又是多么有意义的一致性表达啊！这番话让我更加坚定地认识到：当我们觉醒时，我们所拥有的与生俱来的生命能量就会指引我们，通向内在的智慧。

第三天上午，我邀请每一位学员对她说一句欣赏的话，同时用鲜艳的丝绸表示她所拥有的资源。当她全身扎着彩绸，面带微笑地站在那里时，做了一个令所有人都吃惊的举动——把所有的彩绸打个结，做成一朵七色花，佩戴在自己胸前。我们都看到，那朵美丽的生命之花正在绽放，绽放的花朵就是每个人生命之门的钥匙，当我们看见并使用它时，就拥有了整个宇宙！

对我来说，萨提亚也是我生命历程中一把重要的钥匙，我遇见它、看见它、选择它、运用它，在这个过程中渐渐成长，成就了最独特的自己。祝福每一个有缘人，在萨提亚的帮助下，都能与自己内在的巨大能量联结，让生命变得更加自由，如花一般美丽！

爱孩子，请先爱自己　　　张文俊

"人们因相同而彼此联结，因相异而有所成长。"贝曼老师说："很多婚姻之所以出现问题，是由于婚姻关系中的两个人不能接纳彼此的差异。萨提亚正是帮助人们将家庭关系带到一个正向的过程中，试着用开放、接纳的心态对待对方。"

或许，许多人在走进婚姻家庭、生儿育女之时都是准备不足的。两个人带着懵懂、疑虑缔结了婚姻，然后在婚姻的围墙中四处碰壁，弄得焦头烂额。孩子的降生使家庭关系变得更加棘手，他们对孩子带来的变化感到手足无措。许多人都是在这种状态下参加萨提亚亲密/亲子关系工作坊的，寻找渴盼已久的帮助。

阿兰是一位40多岁的母亲，老实本分。20年前，她与丈夫走进了争吵不休的婚姻，冷战持续了十几年，这期间，阿兰独自住在工厂里。儿子到了要上中学的年龄，夫妻俩在选择学校的问题上产生了严重分歧。阿兰觉得儿子性格内向，应该选择注重人文气息的私立寄宿学校；丈夫则认为，在私立的"贵族学校"中攀比风气浓重，容易让儿子丧失学习动力。几番争吵下来，丈夫勉强同意了阿兰的选择，但紧张的夫妻关系却愈演愈烈。

慢慢地，夫妻俩发现儿子变了：跟父母越来越没有话说，周末都躲在奶奶家，还用棍子顶住门，不让爸爸进屋，甚至有几次闹着要离家出走。会不会是心理出了问题呢？夫妻俩带着儿子四处寻找心理医生，儿子愈发拒绝沟通了。有一次，儿子悲愤地对阿兰说："爸爸的要求太高了，我已经尽力了，我累了，活着真没劲！要不你们再生一个吧，我真的满足不了他的要求。"说着，他摔碎了啤酒瓶，拿起碎玻璃片就要割腕，被阿兰一把拦住了。从这以后，儿子就辍学了。

眼看着儿子的问题越来越严重，阿兰和丈夫不再奢求他学习多努力、成绩多优秀，只求他能够平安长大就好。儿子待在家里什么也不做，整天痴迷于游戏。阿兰担心儿子自闭，于是和丈夫商量，把他送到附近的汽修厂工作，让他多与人接触。半个月下来，孩子每天辛苦奔波、辛勤劳作，体力上的透支让他开始想念校园里单纯轻松的生活。终于有一天，儿子忍不住了："妈妈，我想回学校！"

班主任知道孩子的情况后，建议家长参与萨提亚工作坊。在参与期间，阿兰的表现很消极，前三天只是被动地学习知识。我注意到她的状态，一再提示她"所有的问题都不是问题，如何应对才是问题"。在后三天里，也许是为了孩子，也许是对婚姻还抱有最后一丝希望，阿兰愿意做一次个案处理。

我用雕塑再现了他们夫妻双方各自的原生家庭。阿兰第一次发现，她和丈夫的生活习性原来是各自的原生家庭使然。她看到，自己的丈夫有3个姐姐，他是家里唯一的儿子，从小娇生惯养，极少主动地去关心别人。但同时，这样的家庭环境也给了丈夫勤劳、善良的天性。当看到丈夫的优点，阿兰的眼睛里流露出一丝暖意。而对于自己，她也觉察到自己粗枝大叶、极少善解人意，这些弱点与十岁时丧母的经历密切相关。阿兰一下子明白了，她与丈夫的冲突原因就在于谁也不让谁，都把自己最突出的缺点当成了最拿手的优势，彼此对抗，互不接纳！工作坊结束的时候，阿兰告诉我，她回去再也不跟丈夫对着干了。

阿兰温暖地回到了家，但丈夫却依然没有感受到暖意。他执拗地认为，家里的一切都是阿兰造成的——"儿子不听话、老婆不回家，这个家已经完全没有了家的样子……我这辈子算是过瞎了"。丈夫坚决要与阿兰离婚，阿兰为此心痛不已，最后她哭着说："好吧，我可以答应你。但我有一个条件，你先去参加萨提亚培训吧，回来后如果还坚持要离，我就同意！"一个月后，阿兰的丈夫进入了我的工作坊。

在工作坊中，我邀请其他学员来扮演他的妻子和儿子，用雕塑来呈现他的沟通模式。当他和妻子相互指责时，儿子一边指责爸爸，一边选择逃避（打岔）；当他指责儿子时，儿子直接针锋相对。他的脸色瞬间变得蜡黄，情绪激动地说："对！这就是我儿子！他有时一看到我就发脾气，有一次还把电脑狠狠地摔在地上……这个儿子整天不是和我对着干，就是想着离家出走。"于是，我引导他尝试另一种沟通模式。他向前平伸双手，以和善的目光面对儿子，这个时候奇迹出现了：儿子也以"一致性"回应父亲。

六天之后，阿兰的丈夫带着沉思走出了工作坊。在接下来的日子里，阿兰明显感觉到丈夫仿佛变了一个人：之前是饭来张口、衣来伸手，现在竟然会主动做饭、干家务活了。他时不时还会哼几句小曲，让儿子搂着他的脖子亲昵。

就这样，很快迎来了儿子返校的日子。阿兰清晰地记得，那是个阳光灿烂的日子，丈夫驱车把儿子送到校门口，班主任已经在那儿等着了。在老师的陪伴下，儿子走进了曾经熟悉的教室，迎接他的是一张张亲切的脸庞、一阵阵热烈的掌声。直到现在，儿子在学校的每一天都过得非常开心，浑身似乎有使不完的劲儿。看到儿子有这么大的转变，阿兰的内心泛起一阵阵的喜悦。

有一次，我与阿兰在学校偶遇。面前的她已经不再沉寂、低落、少言寡语，从她急切的语速和唯恐表达不及的神情中，我能感受到浓浓的幸福与满足。阿兰告诉我，她每天都会做好晚饭等丈夫回来吃；如果在某些事情上和丈夫的意见不一致了，他们会一起商量，要是一时难以达成共识，她也会更尊重丈夫的决定；儿子从父母身上看到了他们对这个家的珍惜和呵护，因而感到由衷的欣喜；看到儿子的变化，夫妻俩也感受到生活的价值和意义。

在工作坊里，我还遇见过一个婚姻失败的年轻母亲。她叫燕妮，25岁时经过自由恋爱，嫁给了比自己小两岁的丈夫，他们很快有了孩子。不幸的是，在十月怀胎期间，他们有九个月都是在无休止的吵架中度过的。儿子出生后，丈夫经常不回家，他们之间的冲突从吵架升级为动手。这种生活让双方都不胜其烦，最后选择了放弃这段婚姻。但后来出于各种原因，两个人又复婚、又离婚。

时间一晃而过，儿子该上二年级了。这个在吵骂声中成长起来的小生命开始了对父母的"报复"：学习拖拖拉拉，脾气暴躁无常，与家长激烈对抗。面对这么叛逆的儿子，燕妮不知所措。在朋友的推荐下，她走进了我的工作坊。

与阿兰不同，燕妮主动请缨要做个案处理。我细心倾听她的述说，有几次她都泣不成声："我自己带孩子，对公婆也尊重孝敬，我这么辛苦、尽力，为什么得不到应该得到的？"尤其是谈到儿子的时候，我感受到她强烈的焦虑、不安和无助。我想，有必要通过雕塑来让她体验儿子的感受。

很快，燕妮从现场的学员中选择了两位，分别扮演自己和前夫的角色，而她则扮演儿子——我想让她亲自活在儿子的世界里去体验。我请大家闭上眼睛，深呼吸，进入情境，用心，真实就好。前夫站在高高的椅子上，双手指责妈妈；妈妈随着自己的情绪时而讨好前夫，时而指责他；儿子则抱着妈妈的双腿蹲在地上，缩成一团。我注意到，燕妮的眼神在扮演妈妈的人身上停顿了很久，透出一股巨大的无助。而现在作为儿子，她会有什么表现呢？儿子跑到爸爸跟前讨好，但爸爸还在情绪里，一脚把儿子踢得很远。无辜的儿子又爬到妈妈身边讨好，妈妈心中的委屈和疼爱瞬间涌了出来，抱着儿子痛悲不已。这一幕停留了1分钟，儿子的可怜与乖巧令人心里五味杂陈。我慢慢蹲下来，试着引导燕妮走进儿子更深层的内心。

"你此刻的感受是什么？"

"我很难过，看到爸爸妈妈这样，我很伤心。"

"我知道了。那爸爸妈妈这个样子，关系不好，你是怎么想的？"

"我觉得都是我不好、我不乖，他们才吵架的。"

"所以你想上前去帮他们说和、道歉？"

"是的！"

"那他们接受了吗？"

"没有。"

"你是什么感受？"

"我很灰心。看到爸爸那样对妈妈，我很心疼，也很可怜妈妈，所以想去讨好爸爸，让他别再指责妈妈了。"说到这儿，儿子抽泣得已经说不出话。

停顿了十几秒钟，我问："那你想怎么样呢？"

"我想妈妈能好好的，我很担心她！"

"那你希望妈妈怎么做？"

这个时候，儿子坚定地看着我，泪光闪闪地回答："我就是想让她高高兴兴的，能照顾好自己！"

燕妮恍然大悟，原来自己不经意的言行举止对儿子的影响这么大。之前为了弥补离婚对儿子造成的伤害，她一直加倍地宠爱儿子，甚至到了溺爱的地步。但是，她忘了好好地爱自己！此刻，燕妮明白了：父母给孩子最大的礼物就是稳定的情绪。为什么儿子在学校里情绪反复无常？就是因为爸爸暴躁，妈妈抱怨，儿子担心妈妈一个人在家受欺负、过得不好。所以，妈妈只有先照顾好自己，好好爱自己、疼惜自己，孩子才能从妈妈身上学到如何去爱。内心的爱满了，才能自然地溢出来，浇灌身边的亲人、朋友。

经过这一次体验，燕妮懂得了要爱自己，并及时通过电话让孩子知道这份爱。每次挂断电话，孩子也是高兴的，因为他得到了安全感，不再为妈妈担忧、焦虑，所以情绪高涨了很多，也快乐了很多。

萨提亚模式带给燕妮的另一个启示是：夫妻关系是两个人共同维系的亲密关系，任何一方都不能把自己开脱在外，一味地指责对方的过错和责任。回想以往，在与前夫的每一次冲突中，她都没能够站在对方的角度考虑，对对方只有无休止的越来越高的期待。前夫也是如此，他没能从原生家庭中学会如何更好地处理矛盾。贝曼老师曾经说过："如果你们没有一个好的婚姻，至少，你要有一个好的离婚。"所谓的"好的离婚"，是指这个离婚最起码对孩子有一个正向的影响。当燕妮体验、明白了这些之后，她愿意去原谅和接纳。只有这样，儿子才有可能从爸爸妈妈支离破碎的婚姻关系当中走出来，去过他应该有的童年生活。

18年来，我一直在践行"母爱式教育"。特别是在推广萨提亚模式的过程中，我越来越深切地感受到：夫妻恩爱是父爱和母爱的源头。一个家庭中，孩子能够敏锐地感知到父母婚姻的温度，并随时做出反应——快乐或悲伤、幸福或痛苦。

爱孩子，要从爱自己开始。

选择，而不是牺牲　　王俊华

十几年来，我结识了不少"孩儿妈"，其中有两位妈妈，她们先后做了一个相同的决定——辞职回家做全职妈妈，却一直怀有截然不同的心态。

A妈妈是中央音乐学院声乐系毕业的研究生，当过老师，过着精致、惬意的生活：晨练、看书、弹琴、练瑜伽、做美容……用她的话说，在自己能力范围内的绝不迁就！从朋友圈里看，她总是"特别幸福"，晒美食、美照，惹得一群疲于奔命的职场妈妈们发自肺腑的"羡慕嫉妒恨"。

B妈妈本科毕业，以前在公司做财务工作。女儿两岁时，她觉得交给婆婆带不好，于是辞职回家，自己带孩子。这么多年来，我每次看到她都是愁眉苦脸的样子，一如既往地抱怨公婆管不好孩子、老公不关心自己、自己身体不好等，更是后悔一时冲动辞职，没有了自我，有时连孩子也看不起她这个妈妈。

　　我一直想不通：两个人的年龄、教育背景、家庭经济条件，甚至孩子的发展情况都差不多，是什么造成了她们心态上如此大的差异？直到有一天，我忽然发现：她们使用频率很高的两个词差别很大。A妈妈经常说"选择"，而B妈妈却总是把"牺牲"挂在嘴边。比如辞职这件事，对A妈妈来说，是一个经过深思熟虑的选择，但对B妈妈来说，却是情急之下迫不得已的牺牲。或许正是因为这两种不同的看法，导致了她们心态上的天壤之别。

　　生活中，A妈妈是主动的，她接纳了自己新的角色：考虑到父母应该有自己的生活，老公要忙于公司的事情，孩子的生活和学习都需要有人悉心关照，她最终选择了舍弃自己的工作，全身心投入到相夫教子之中。她能感受到自己的价值——"放弃工作，是想把能力和才干贡献给家庭，我仍然是很棒的！我愿意为自己的选择负责任，全家人的吃饭穿衣，我来操心；孩子的学习和生活照料，我来安排。我愿意为此而努力，即使辛苦也在所不辞"。

　　明确的选择使A妈妈在生活中有了更多的创造性。就拿做饭来说，孩子正在长身体，需要均衡的营养；老公为公司的事费心劳神，也要补充能量，而现在的食品安全状况令人担忧，所以她愿意自己来，挑选食材、摘洗清理、蒸煮煎炒，关注细节；荤素搭配、粗细搭配、营养搭配，绝不含糊。一日三餐各不相同，日日早餐花样翻新。除此之外，她甚至还研究配制功能不同的养生茶，自己制作炒瓜子、牛肉干等零食。

　　相比之下，B妈妈要被动得多。她心里对"全职妈妈"这个新角色是有抗拒的，实在是因为婆婆带不好孩子，自己没有办法才被迫辞职的。在内心里，她是个"受害者"：我为了孩子，为了老公，为了公婆而牺牲了自己，我觉得自己很可怜！所以每当遇到责任时，她就会自然而然地想要推卸：我牺牲了专业，牺牲了前途，凭什么都是我？即使我做得不好，你们也应该理解我呀！对于生活琐事，她疲于应付，就算做好了、做对了，内心的感受也不会好，或许还会更糟糕，因为那意味着自己牺牲得更多，更不值得！

　　当然，这两位妈妈是对比鲜明的典型例子，更多的妈妈可能介于两者之间。对于自己之所以这样做，很多人并不像A妈妈一样明确、主动地选择，也不像B妈妈一样总是紧盯着自己放弃的部分。于是，很多人的生活有苦恼，也有幸福，摇摆不定。

选择也好，牺牲也好，实际上都是一个决定的过程——决定保留一些东西，舍弃另一些东西。在我们成长的过程中，充满了类似的选择，只不过我们并不总是能意识到这一点。就像半满的水杯，当我们把"选择"提到有意识的层面时，它才会映照出半满而不是半空的部分，这样，我们的内心才会装着"有"的富足和对"好"的憧憬。而"牺牲"刚好相反，它只会映照出失去的、放弃的——不再拥有的半空部分，如此，我们的内心便只有"无"的亏空和"要"的紧张。

所以，我们在选择之前要清楚：是"我"在做出选择，主导权在自己手里，我知道此时什么最适合自己。现实生活中，某些选择也许确实会让我们有被迫的感觉，比如为了讨好谁、逃避什么等，但依然是"我"在选择。有时候，我们会听从别人替我们选择，即便如此，也意味着我们默认了这样的选择，所以还是"我"在选择。当然，选择是一个反复进行的过程，某个选择在当下或许是最合适的，但是时过境迁，随着外在、内在条件的变化，随着我们知识的增长、能力的提高，就会发现先前的选择可能已经不再适合今天，怎么办？放下不再适合的东西，我们还可以重新选择，允许自己增添那些需要或想要而又尚未拥有的东西。这就是所谓的"主导权在自己手里"。

由此可见，选择也会有放弃，牺牲也会有得到。是选择还是牺牲，归根到底是看待问题的角度不同。那些我们没有选择的，可以认为是自己主动放弃的。从这个角度来讲，我们不必为生活而牺牲。当我们对生活进行盘点：是我，选择了现在这份工作；是我，选择了这段婚姻；是我，选择了养育好这个孩子；是我，选择了孝敬父母；是我，选择了善待身边的朋友……这些都不是谁强加给我的，而是我主动选择、乐于承担的。这样，我们就会更有勇气和力量，更加负责，更加和谐，我们的生命状态也会因此而不同。

健康的家庭是一剂良药 陈明星

　　萨提亚模式的家庭治疗认为，案主并不仅仅是一个"有问题的人"，而是一个"背负问题的人"。这种治疗其实是一种教育的过程，让人们学习到与自己及他人相处的新方法。

　　珍出现在咨询室里时，我看见她身体发育正常，穿着也比较符合年龄，只是脸色苍白，眼神显得无助，常常走神，说话声音很小，笑时很勉强。她今年18岁，是一名大一的女学生，因为失眠、头疼，不能坚持到学校上课。一开始，家人都认为珍只是不太适应新环境，过段时间就没事了，但后来她的睡眠越来越差，头也越来越疼，甚至出现几天都不和家里人说话的情况。父母很担心，带珍去当地医院精神科看医生，医院的相关检查显示并无生理病变，医生诊断为"抑郁症"，给开了抗抑郁的药，但药效并不明显。几经辗转，珍的妈妈带着她来找我咨询。

我希望通过扰动家庭来对珍施加新的影响，所以决定采取家庭治疗的形式。我邀请母女俩坐在小沙发上，开始以循环提问来澄清她们的期待，帮助双方构建透明的沟通方式，并设定咨询目标。

妈妈说，珍的父亲当年学习成绩很好，可是从高二起开始经常头疼，最后没有考上大学，只好回家当了农民（从妈妈的话中，我听出了她对丈夫的欣赏）。现在看到孩子这样，很是担心，希望她可以好起来。

珍沉默了很久，说希望自己的头不疼。

这时，妈妈的电话响起，她出去接电话。我和珍单独待在咨询室里。

"我感觉你还有一些秘密的希望没有说出来，可以给我讲讲吗？"我问。

珍的眼睛里马上溢出泪水，沉默了几分钟，说："我希望他们不要再吵架，妈妈不要离开我们。"然后，她开始断断续续地讲述爷爷奶奶去世后，爸爸妈妈经常吵架，爸爸的脾气很暴躁，有一个叔叔对妈妈很好，她觉得再这么下去，妈妈一定会离开家的。

15分钟后，妈妈回来了。

我首先跟妈妈讲了一些家庭治疗的原理，谈到家庭对孩子的影响，妈妈很认同。接下来，在征得珍的同意之后，我直接说出了孩子的期待。妈妈怔住了大约10秒钟，然后对珍说："妈妈那天说'再这样，我就离开你们'，是骗你的，我和那个叔叔只是好朋友。"珍看着妈妈，没有说话。

这时，我问妈妈："听到女儿的这个期待，你心里觉得怎么样？"

妈妈说感到很难过，并向我描述丈夫在家庭中如何不负责任、自己在两位老人去世后如何辛苦，也说到关于女儿的病，丈夫对她的种种指责……

在妈妈述说的过程中，我绘制了家庭图：

家庭图里，爸爸妈妈之间充满了责骂与争吵；珍和妹妹的关系有时亲密，有时又有争执，有那么一段时间，姐妹俩冷战了一个多月，相互不理睬；妈妈和姐妹俩的关系正常，而爸爸和妹妹很亲密，和珍比较疏远。

我邀请另外两个学生根据家庭图进行雕塑，这种带有评估的雕塑能够帮助当事人看到每位家庭成员求生存的应对姿态，也看到自己和对方的内心渴望。当看到"爸爸""妈妈"相互指责的手时，珍和妈妈不停地流泪。或许在此之前，妈妈从未意识到夫妻吵架对大女儿造成的影响。

接着，妈妈谈起自己和丈夫的相识，用坚定的语气说自己很爱丈夫。珍看着妈妈，眼里含着泪说："我相信。"

第一次咨询持续了两个小时，最后我们再次讨论了咨询目标——改善夫妻关系和家庭动力，让珍拥有更多的力量，缓解头疼，之后再考虑上学的事情。

咨询过程中，我一直在评估珍的状况：从一开始感觉头很疼，到后来放松了很多，说自己喜欢上学，只是一想到父母的事情头就很疼，结合医院的相关检查，确定珍的头疼是心因性头疼。萨提亚模式认为，症状只是问题的呈现形式。长期压抑的感受、想法、期待和渴望，让珍退缩、感到无助。

咨询结束时，我布置了作业：请珍想想自己的5个优点；请妈妈、爸爸和妹妹也谈谈最喜欢珍的5个方面。

第二次见面，珍的话多了，笑容也多了。她讲述了这几天的变化，说咨询的第二、第三天睡眠很好，头疼减轻了许多，但来咨询的前一天心情又不好了，只睡了5个小时，头还是疼。妈妈谈到了自己的担心，虽然和丈夫沟通过，丈夫也说以后要少吵架，但不知道会有多大作用，因此希望我能打电话和珍的爸爸聊聊。

我评估到这个家庭中夫妻间还有爱，只是相互的差异和生活的磨难磨平了爱的表现形式，大家都在想办法尽力帮助珍。于是，我决定通过电话做一次特殊的家庭治疗。目标有两个：一个是引导正向资源，呈现家庭中隐藏的爱，让夫妻回顾彼此吸引并且直到现在还很欣赏的对方的3个特征；另一个是针对珍的，让妈妈、爸爸和妹妹都具体讲讲珍让他们感到骄傲的事情。大家分别讲了许多，珍一直在擦眼泪，尤其是听到妹妹说每次吵架后都很难过，特别想和姐姐和好，但又不知道怎么办。电话那头，妹妹说："老姐，我好想你，快点回来！"珍边流泪边说："我也是！"

正向强化推动着每位家庭成员的改变，让他们看到家庭中本来就存在的正向经验，学习一致的沟通方式，体谅和接受彼此。

电话结束后，我邀请两个学生雕塑出珍和妈妈理想中的家庭图：珍和妹妹并排站在前面，妈妈和爸爸在后排支持着两个女儿。

我请珍记住这个画面，同时告诉她，这个理想中的画面不会随时存在。这个时候，两个学生又雕塑出了妈妈和爸爸相互指责的场景。我轻轻探索珍的内心，问："怎么办？"

珍垂下眼敛，说："不知道。"

"你可以体验自己内心的无助，同时还可以看到，你已经18岁了，能够学习自己关爱自己，给自己力量，保护自己。"

珍尝试雕塑出自己一只手接纳父母之间有争执，同时另一只手竖起手掌，表示拒绝受到影响，保护自己。她的眼神有点游离，但看得出在用力拒绝。保持这个姿势一分钟之后，她觉得自己舒服多了——这个画面在创造新的个人与家庭经验，让他们看到一个比较令人满意的新的共处方式，并建立希望。当这样的觉察发生时，就可以在家庭中采取行动。

咨询结束前，我教妈妈和珍做一些渐进式放松，以帮助改善睡眠。另外，我还邀请妈妈和珍分别作出承诺：爱自己、保护自己、滋养自己。在具体谈到有哪些行为可以"爱自己"时，妈妈说比如偶尔回娘家住几天；珍说可以和好朋友每周见几面。

咨询结束两周后，珍打来电话说头疼好多了，她要回学校上学了。

原谅——生活中的修行

郝宗媛

我们都希望能够过上幸福、和平与和谐的生活。贝曼老师说："幸福、和谐是我们天生就具有的权利，是我们的天性，如同太阳闪耀一样，本就是如此。"那么，是什么阻碍了我们，使我们无法体验到这些呢？

从接触的大多数案例中，我发现很多人无法接受过去所发生的事情，不能原谅给自己带来负向影响的人，放不下伤痛，也难以自我疗愈。这是阻碍我们获得幸福、和谐的一个重要因素，它隐含着一个评判——"事情不该这样发生，别人是错的"，所以我们才会感觉到委屈、愤怒和不甘心。

每当贝曼老师做个案的时候，最后一个环节，他都会问来访者：

"你可以原谅他吗？

"你可以原谅自己吗?

"你可以原谅自己紧紧抓住过去的伤痛不放吗?

"你可以原谅自己曾经对自己那么苛刻吗?"

我不禁好奇,这些问题对来访者意味着什么?会有怎样转化的疗效呢?

有一个来访者叫小龙,他小时候,父母经常吵架,父亲拿他当"出气筒",责骂、挨打让小龙的内心非常愤怒和受伤。孤独、恐惧常常笼罩着小龙,他没有办法专心学习,更无法快乐地生活。小龙早早地离开了家,独自在外边闯荡,交了很多女朋友,但每一段关系都不稳固,他有时甚至会对女朋友使用暴力,很难维持一种良好的亲密关系。

在咨询过程中,我发现小龙至今对父母充满愤怒,同时也对亲密关系充满恐惧和不信任。他把童年时积累起来的愤怒投射到亲密关系当中,所以才会有"以暴治暴"的行为举动。通过探寻内在,小龙逐渐发现自己其实是渴望父爱的,希望父亲能变得温柔些,而不再那么暴力,希望父母之间可以少些争吵,多些快乐。因为缺乏父爱而产生的失望、难过、愤怒等情绪,在他身体和心里不断累积,一直得不到释放。当他带着这些情绪和未满足的期待与恋人相处时,一旦对方无法满足他,他就会一下子陷入痛苦的状态,继而狂怒不止。

当看到原生家庭对自己的影响之后,小龙决定改变。他不希望总活在过去的阴影中,也不希望自己的一部分总是那个"愤怒的男孩"。我们开始在那个当下去体验愤怒、失望的情绪,并透过情绪接触内在的种种渴望——被爱、被认可、安全感,同时还要充分欣赏自己——能够在那种状况下,寻找各种方式让自己活得好一些,已经很不容易了。慢慢地,小龙开始用不同的视角来看待自己,他放下了自怨自艾,看清了行为背后的意义,更加理解自己、爱自己了。这个时候再回头看父亲,他忽然感受到父亲内心的那份失落与痛楚,也理解了父亲行为背后的一份良苦用心——就在这个时刻,小龙和父亲联结了。

我问小龙："你是否愿意原谅父亲？"

他流着泪说："可以！"

"你是否可以原谅自己？虽然父亲曾经对你不好，可是，成人以后的你也一直在以父亲的方式对待自己啊！

听了我的话，小龙觉得有些遗憾，自己没能早点意识到这些，没能早点做出改变。我帮助小龙接受这份遗憾，引导他向自己道歉，与自己和解。

原谅是一个历程。在萨提亚模式中，原谅自己或他人并非只是一个概念，也不是告诉来访者一个信念，或是要做的一个行为。实际上，到达最终的原谅需要经历几个步骤：

第一，来访者决定以新的方式来更好地关爱自己。来访者需要觉察到，自己所使用的方式并不能很好地帮助到自己、关爱到自己，这会付出很大的代价。

第二，来访者所受的伤害需要得到承认和接纳，并体验"过往的伤痛"，比如愤怒、悲伤、委屈、失落及受伤等。

第三，放下内疚和羞耻，停止所有对曾经发生的事情进行的指责，体验"放下"，进入哀伤的疗愈历程。

第四，停止扮演受害者，停止沉湎于自怜、自我伤害等行为。

第五，为自己赋能，与积极能量联结。知道自己是如何从这些伤痛中走出来的，知道要学习、发展出哪些资源以应对伤痛，接纳并欣赏自己的内在品质和力量。

第六，从人的角度来理解对方，并接纳对方所做的，停止指责与报复。

第七，原谅自己紧紧抓住过去的伤痛不放。

我们生活在这个世界上，大家都可能做出一些事情，伤害到他人，或者被他人伤害。这种伤害也经常会发生在我们爱的人之间。那应该怎么做呢？其实，当我们用不同的态度来对待时，就会有很多不同的选择。比如，否认的态度能忽略与减少体验；愤怒的态度令人生气、不宽容、报复；自责的态度是依据行动或行为来解释经验；把自己当成"受害者"，只能感到可怜、无助；把自己当成"幸存者"，则会从受伤的体验中脱离出来，保持距离。

还有另外一种选择——疗愈伤痛。原谅、宽恕、放下，无论对自己还是对他人。与过去建立一种和平的关系，能使我们把能量收回来，更好地活在当下。试想，只有先清理完负面情绪，腾出更多的心理空间，我们才能回归当下的生活。通过萨提亚模式，我们可以成长的是：无论是谁令我们受伤，疗愈生命的责任都在我们自己身上。

关于原谅，还有父母对孩子的。经常会有父母对我说，自己的孩子如何不听话、言行举止如何过分等。当我说"接受和原谅孩子"的时候，他们的第一反应是："我怎么可以原谅他？原谅他不就是纵容他的错误吗？"他们坚持认为应该指责孩子，让孩子因指责而改变。这个时候，我会给他们看一幅图：孩子们受到指责后，要么对抗，要么逃离，要么退缩。有的父母就是想不通：为什么我是为了孩子好，让他更上进，和别人处理好关系，可所用的方法和目标总是背道而驰呢？有的父母则醒悟了：抓住孩子的错误不放，把孩子和孩子的行为混为一谈，想让他改变行为，却连他这个人也一同鞭笞，像这样用错误的做法去换得一个好的结果，显然是行不通的。

说到这里，还有的父母可能会困惑了：那我该怎样管教孩子呢？贝曼老师常常提醒我们：在父母原谅孩子之前，先要将孩子的行为和孩子这个人分开，可以不喜欢他的行为，但要相信他这个人是好的。我们希望孩子的行为改善，就需要先接纳孩子现在的状态。接纳，并不意味着喜欢、认同，它只是第一步。有了这一步，我们才能够和孩子组成一个团队，一起去面对，帮助孩子解决不适当的行为。而当我们惩罚孩子时，只不过是在发泄自己的愤怒，运用力量、权力来控制孩子。一旦权力不在了，孩子的坏行为又回来了。这样的做法对孩子没有太多帮助，即使他在行为上可能会有些改变，但内心受到的冲击和影响可能带来很大的负面效应。

在一般人之间，也经常存在"原谅"的问题。有的人与别人发生了冲突矛盾，埋怨对方的作为，纠结于对方的言辞，就是不肯放下，自己一直在生气。朋友劝说："过去了，算了吧！"他们的反应却是："他的行为让我怎么能原谅呢？我怎么能惯着这种人？"不给对方好脸色看，斥责、鄙夷对方。

很多时候，夫妻之间也会出现这种状况。有一位妻子来到我的工作坊，她抱怨丈夫有外遇："我为这个家付出了很多，却落得这样一个下场！"确实，这位妻子平日里在家非常能干，相比之下，她觉得丈夫无能，事业上不成功，自己的憧憬都落空了，内心不免有怨气：怨丈夫不争气，也怨自己眼光不好。知道丈夫有了外遇，她愤怒、受伤，但无奈有了两个孩子，不愿离婚，也不知如何是好。

在咨询过程中，这位妻子接触到自己内心深处的失落、悲伤，她对安全和认同的渴望十分强烈，这与童年时候的缺失密切相关。结婚后，这些渴望被一并带入到婚姻中，她不单自己争强好胜，也希望丈夫能出人头地，但丈夫却是个随遇而安的人，无法满足她的期待。她难以接受丈夫不积极进取的状态，认为他的行为是对家庭的不负责任，不可原谅。

通过探索冰山，妻子开始意识到，自己不合适的期待给夫妻关系和孩子心理带来的负面影响，同时看到自己内在的渴望无法通过丈夫来满足。于是，她把焦点放到自己身上，而不再依赖外界，这让她更加自主、有力量，同时也放下了对丈夫的期待。有了这种意识，妻子就能够用新的眼光来看待丈夫了，看到他对自己的包容、接纳、关心，对丈夫心怀感谢，也对自己的行为感到抱歉。

后来，这位妻子和丈夫一起来咨询过几次，他们的关系逐渐好转。丈夫本来也并没有想过放弃婚姻，妻子的改变打动了他，让他重新回归家庭。

在萨提亚模式当中，原谅不是为对方，而是为自己所做的事情，包括放下自己的委屈、不满，与过去发生的一切和平共处。有时候，我们似乎觉得"不原谅"就能使所受的伤害得到补偿，想通过抓住怨恨、心怀愤怒来保护自己，避免再次受伤。其实，这种想法只是一个幻想。生活中很多事例揭示出：复仇者以为复仇之后就会快乐，但实际上内心只会变得更加空虚和无助。

原谅并非忘记，并非赦免，并非自我牺牲的一种形式；它不是对卑劣行为的辩护，不是否认伤痛，不是被迫与冒犯之人和解。我们需要承认，这件事确实造成了伤害，这个行为确实不当。然而，如何能减少事情带来的负向冲击，如何更好地关爱自己，这是我们可以学习的。在大千世界中，在与万事万物互动的过程中，原谅恰恰是帮助我们来洗刷负向冲击的最后一道清洁剂。

贝曼老师说：

原谅是一个内在的历程，是一种健康、自由的接纳的感觉；

原谅是放下对过去发生事件所产生的强烈情绪，放下抱怨；

原谅是承认我们不再需要怨恨与自我怜悯；

原谅是不再想要去惩罚伤害我们的人；

原谅是接受"惩罚行为并不能够疗愈我们"这个事实；

原谅是把浪费在怨恨上的能量腾挪出来，以疗愈我们受伤的部分；

原谅是向前走，人生中还有很多美好的事情等着我们去做；

原谅是为自己，而不是为冒犯我们的人；

原谅是一种选择，是生活中的修行！

愤怒消失了　　王强

　　我带领的成长小组，每个月都有两天的小组活动。在活动中，我带领大家一起学习和应用萨提亚模式，其中，帮助小组成员更好地成长是一个重要内容。在这里，我想和大家分享两位小组成员的成长故事。

遭遇"问题同事"

　　小胡是一所大学的心理咨询中心主任，半年前，咨询中心来了一位新同事小林。从此，小胡的烦恼就来了。

　　首先是迟到。小林几乎每天早上都要迟到5~10分钟，从不提早到办公室打扫卫生。有时候，她看到小胡在打扫卫生也懒得帮忙，随便拿块抹布装装样子。其次是早餐。小林经常把早餐带到办公室里吃，影响大家工作，她甚至还会在办公室里化妆。再次是拖延。每次给小林安排工作，她要么嘴上说"好"

却不干活，拖拖拉拉到最后，还得小胡亲自来做；要么做了也不汇报，有事也不请假，让小胡无法安排工作进度。最让小胡恼火的是：你越是手忙脚乱的时候，她越是像没事人一样，不闻不问。现在，小胡看到她就生气，对她有一肚子负面评判：懒惰、自私自利、眼睛里没别人、不懂事。

我们用雕塑来呈现两人之间的关系。当小胡看到小林时，他直接站到了椅子上，双手做出指责的姿势。通过探索，小胡觉察到自己的感受、观点和期待，发现自己真正渴望的是被爱、被理解、被尊重。当他体验到自己可以爱自己、理解自己、尊重自己时，眼泪扑簌簌地掉了下来。以前一直都在向外求取，其实自己就能满足自己啊！这样一来，小胡就放下了对小林的期待，愤怒明显减少了。

慢慢地，随着历程的进展，小胡的愤怒竟然神奇地消失了。在他的内心深处，自然升起了对小林的怜悯、理解、接纳和关怀：她32岁，没有男朋友，孤独，周围的人都不喜欢她……这种怜悯的感觉越来越强烈，小胡决定回去要和小林好好谈谈，自己要担当起主任的责任来，引导她更好地为人处世。

萨提亚模式认为，感受是属于自己的，我们要为自己的感受负责任。在小组学习中，我们要帮助成员觉察自己的感受，探索冰山内在历程，联结自己的资源，更好地爱自己、接纳自己、理解自己、尊重自己，自然而然地改变对他人的想法，提升生命能量，找到幸福快乐的自己。

集体宿舍的"空调事件"

4个女生同住一个宿舍。A说："不要开空调，我受凉会生病。"B在这个问题上很随便，开不开空调都无所谓。C特别怕热，夏天没有空调简直没法活。D也怕热，只不过没有C那么严重。所以，4个人分成了两个小团体：A和B一组，主张不开空调；C和D一组，主张开空调。

有一天，天气很热，C在床上翻来覆去睡不着，于是问："空调遥控器在哪里？"A回答："在我这儿，怎么了？"语气很硬，明显不愿意开空调。C很无奈，只能嘟囔着："那算了……"不久后，"嘀"的一声，A把空调打开了，但是温度调得很低，风开得很大。不一会儿，4个人都感觉冷得受不了了。

整个夏天，大家都在为"开不开空调"的事儿烦心，宿舍的气氛沉重而压抑。

为此，C和D来参加了萨提亚模式成长小组。分享时，学员们一起探索C和D的冰山。C和D觉察到自己的渴望是被爱、被尊重、被接纳、被认可，同时觉察到A也有同样的渴望。她们从欣赏和关爱自己开始，自己满足自己的渴望，看到A其实是想和大家搞好关系的，对A的愤怒也就减少了。

这些觉察后来得到了证实。在返回宿舍的路上，天开始下雨，C收到了A的短信："下雨了，你们在办公室吗？带伞了吗？要不要我给你们送伞去？"刚收到短信时，C和D还感到有点儿奇怪，继而感到温暖和被关爱。当天晚上，4个女生交谈了许久，相互之间有了更深入的了解，彼此关心起来，宿舍的氛围变得愉快、幸福。

"冰山"是萨提亚模式中一个很好的自我觉察工具。在情绪困扰的时候，我们可以给自己走一个冰山历程，去发现"我真正想要的是什么"，通常这个时候，愤怒就会自动消失，问题就会迎刃而解。参加萨提亚模式工作坊和成长小组是帮助自己幸福快乐的好方法。

剖析与干预"大学生自杀危机"　蔺桂瑞

大学生自杀日益成为一个引发社会关注的问题。一个年轻生命的消逝，带给家庭的是一辈子的痛苦，带给国家的是人才的巨大损失。是什么致使他们在风华正茂的年纪走上绝路？主要的客观原因是来自现实的各种压力：学习压力、就业压力、适应社会的压力、恋爱压力、家庭冲突的压力、生理疾病压力等。从萨提亚模式来看，这些压力冲击了他们的内在冰山。

行为背后是长期的内在冲突

萨提亚把人的内在系统比喻为"冰山"，如下页图所示。

行为浮现在水面上，能够被外界看到，而生命中的感受、观点、期待、渴望和自我则是隐藏在水面下的更大的山体，也就是常常被我们忽略的"内在"。

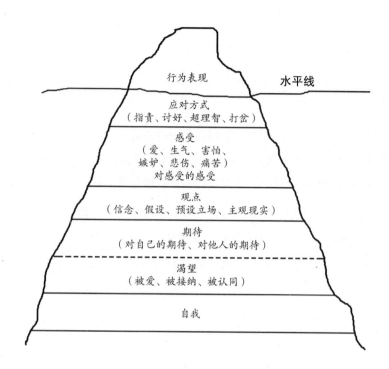

应对方式是人们与外界沟通的方式。和谐一致的沟通能够实现自我、他人和情境3个因素的平衡。而在压力之下，人们往往会采取指责、讨好、超理智或打岔4种沟通方式，这些方式会导致3个因素的失衡。

所谓"感受"，是指人的情感感受，比如爱、生气、害怕、嫉妒、悲伤、痛苦等；而"对感受的感受"，是指当我们体验到某种感受后，一旦对这种感受进行评价，就会产生另外一种感受。比如我们很生气，但从小的教育告诉我们：生气是不好的，不可以生气，这种认知会让我们觉得自己不应该生气，从而产生自责的感受。

观点是个人基于自己的信念和价值观，对发生的事件以及与此相关的他人和自我做出的解释。

期待即满足具体的需要，有对自己的期待，也有对他人的期待。比如大学生期待自己能取得好成绩，期待老师能认可、欣赏自己。

渴望是人所共有的，所有人都渴望被爱、被接纳、被认同等。这些渴望持续于每个人的一生。

自我——自己本然的面貌，是内在冰山的核心。我们每个人生来都有价值，都有自己积极的资源。一个人先认识和重视自己，才能够做到重视别人；先学习接纳和重视自己，才能发展出自我价值感。

内在冰山的各个层面是一个有机联系的系统，每一个层面都会影响到其他层面，直至影响整个冰山的变化。当我们在应对外界时，内在冰山的各个层面也都会发生变化。因此，只有了解一个人的内在冰山系统，才能理解他的行为；而要改变一个人的行为，就要改变他的内在冰山系统。

大学生的自杀行为是内在冰山的一种表现形式。当外部压力引起内心极度痛苦，超出了可承受的范围时，他们便选择了用死亡来逃避痛苦。由此看来，死亡不是目的，而是解决痛苦的一种方式。

我们从冰山的最深层来看，这些大学生的"自我"原本有很强的生命力——他们中的许多人曾是重点高校的优秀学生，智商很高，有积极上进的追求；他们在学习过程中一定也遇到过很多困难，但最终克服了，拥有强大的毅力和韧性；他们年轻，情感丰富，感受力细腻……这些都是宝贵的内在资源啊！

再来看看渴望。不管是什么原因引发的痛苦，其根源都在于内心的渴望没有得到满足。比如，考试没有取得理想成绩、论文没有得到导师的好评；没有找到理想的工作；因父母离异而倍感孤独，因恋人提出分手而倍感伤心等，这些问题背后的真相是被尊重、被认可、安全感、自我价值等渴望得不到满足。然而，我们每个人都不可能事事称心如意，未满足渴望的影响之所以只对一部分大学生来讲是致命的，往往与他们的成长经历有关。有的孩子在童年时得到的父母关爱不足，或者父母期望过高、控制过度等；有的孩子从小被溺爱，未能培养出独立处事的能力，从而产生自卑感，降低了个人价值感。当遇到压力时，这些孩子会产生强烈的心理冲突，他们看不到自己的积极资源，认为自己是个毫无价值的失败者，不能接纳自己——他们和"自我"失联了。

在期待层面，当一个人迷失了原本的"自我"，"没有满足的渴望"就会由自我满足转化为期待他人满足。而这样的期待往往都是幻想而已，不切实际，到头来只会令人更加失望。

在观点层面，这些大学生往往都有极端化的思维特点，抱持绝对完美主义观点，对自己和其他人、事都要求"应该""必须"，强求别人的行为必须永远符合自己的心愿，认为自己遇到的事情永远不可能改变，想象自己的未来一定糟糕透了等。这些绝对化的观点来自何处？往往来自于从小到大父母、老师等对他们"应该""必须"的要求。由于父母、老师的期望太高，他们无法达到，就容易产生失败感，自责自弃。自杀实际上就是一种对自己的否定、惩罚和抛弃。

从感受层面看，极端化的思维必然会导致一个人对自己或他人的愤怒、自责，对生活的绝望。他们感到孤独、压抑、自卑和无助，活在极度痛苦之中。当这些负面情绪长期积聚，得不到疏解，一旦达到难以忍受的程度，自杀便成为唯一选择。

基于以上的内部心理动力，这些大学生在面对外界压力时会有不同的应对姿态。采取讨好姿态的大学生，常常太顾及别人的感受，忽略自己的感受，希望通过讨好获得别人的肯定，以确定自我价值，因而常常体验到的是一种深层次的无价值感、不值得。采取指责姿态的大学生则太看重自己，关注环境，却无视他人，对他人抱有很高的期望，如果期望没有得到满足，就会转变成指责姿态，通过指责、控制别人来证明自我价值。采取超理智姿态的大学生试图用理性来隔离自己的情感，往往会因为只关注情景而感到自己很虚弱，觉得与别人甚至与自己内心的隔阂很深。而采取打岔姿态的大学生与自己、他人和情境都离得很远，没有归属感，也没有联结感，因此对内、对外都会感到混乱和无序，时常会极度悲伤，也很敏感，由此可能导致冲动的行为。

可以看到，自杀是一些大学生内在冰山的各部分长期冲突的结果。

提升自尊，对自己负责

萨提亚模式对于干预自杀危机非常有效。具体来讲，要点有四个。

第一，建立目标。

中止自杀倾向是最直接的行动目标，而改变内在是最终的心理干预目标。要实现后者，首先应该提升自杀危机者的自尊。只有自尊感提升了，他才能够接纳自己，认为自己是有价值的，才会勇敢地活下去。其次，协助他做更好的选择。他之所以想自杀，是因为面对痛苦别无选择，觉得自杀是解决问题的唯一方式，如果能协助他看到更多、更好的选择，他便自然会放弃自杀的念头。再次，让他对自己负责。当一个人可以为自己的生活和生命负责时，才不会再把自己当作受害者、失败者，才会选择生存。最后，促进他的一致性。当人们的内心一致，与他人、情境也一致时，就可以更好地应对外部的压力和冲突，就能够更好地适应生活。

第二，建立关系。

要满足自杀危机者被尊重、被重视、被认可的渴望。不批评、不指责，不评判，也不劝说，因为这些表达都传达出对他的不接纳和不尊重，含有"你这样做不对""你不应当这样做"的意思。我们应当尊重他，理解这是他在极端痛苦下被迫做出的"唯一"选择，感受他的无助、无奈和孤独，接纳他所有的情绪和行为。当他的内心渴望得到满足时，就会对我们产生信任，与我们建立一个良好的关系。此时，他才有可能听进我们所说的，愿意接受我们的帮助，这是心理危机干预最重要的前提和基础。

第三，改变内在冰山。

要想改变自杀行为，重要的是改变自杀危机者的内在冰山。只有内在冰山的感受、观点、期待得到了转化，他学会用自己的资源满足渴望，拥有自我价值感时，才会放弃自杀行为。我们可以从关心他的情绪、感受入手，协助他处理内心的愤怒、恐惧、悲伤、痛苦、压抑、孤独、无助、沮丧、失望乃至绝望。当人们的情绪改变时，认知观点才会改变。

当一个人选择自杀时，他的头脑中通常对自己、对他人、对情景有许多不合理的认知观点，而这些不合理的认知观点又常常与未满足的期待连在一起。因此，在扭转不合理认知观点的同时，还要放下不能满足的期待。在这一过程中，我们要注意通过倾听他对自己失败感的表达，找出他的积极资源。例如，"忍受痛苦活到现在"，本身就代表了他的坚韧、对人生的希望等。我们可以这样问："你这样艰难，是怎样活到今天的？"通常情况下，他便会讲到支撑自己活下来的一些品质或能力，或者是一些外部支持因素。这么做，他实际上就把问题转化为了正向资源，并由此看到了改变的希望，感觉自己并不是一个彻底的失败者，重建起希望，提升了自我能量。

改变内在冰山是一个系统工作，我们要紧紧跟随自杀危机者谈话的历程，即看他当时处在冰山的哪个层面上，我们就在哪个层面上工作。通常，这个工作不可能一次完成，需要循环往复多次，才能达到转化的目的。而在转化过程中，我们要多用体验式，即通过历程式的提问，带进对方的感受，让他通过体验、感悟、觉察而主动改变，并非是我们对其进行教导、说服。

第四，落实改变。

当自杀危机者已经发生改变后，要进一步巩固和落实改变。我们可以询问他现在的感受和想法，询问他"现在的我是如何看待自己的过去的""未来会有哪些与以前不同的行动"等。同时还要布置一些家庭作业，让他通过练习，夯实在会谈中获得的改变。

　　萨提亚治疗模式不但可以应用到大学生的自杀危机干预上，也可以应用到大学生的自杀危机预防上。比如，我们了解他们的渴望，经常给他们关爱、尊重与认可，便能促进他们对自我的接纳和认可，提升自信，减少挫败感，停止自我伤害、自我抛弃的行为。我们可以通过应对方式进入学生的内在冰山，评估自杀危机的风险，同时在冰山各层面协助他们改变。总之，萨提亚模式给我们提供了一个看待大学生自杀问题的新视角，提供了一套积极有效的心理危机的预防、干预的方法。

05

感恩一路同行

1986年，几位重量级的国际导师来到香港，

有率真幽默的贝曼老师，

有宽厚睿智的玛利亚老师，

第一次相遇，

很多人真切地感受到萨提亚模式的魅力。

2004年，萨提亚模式来到内地，

它神奇地改变了一个个人、一对对夫妻、一个个家庭，

更多人欣喜地感受到了旺盛的生命能量。

穿过生命的河流，

萨提亚与你相遇，与你同行！

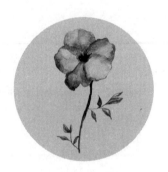

首届中国萨提亚大会纪要　　曹宇红

曹宇红

/// 题记：

2014年11月27日，首届中国萨提亚大会在广州召开。十余位国际导师、三十余位中国导师和七百多位参会者齐聚一堂，见证11年来萨提亚模式在中国的传播、发展。觉察、成长、联结、改变、生命能量……这些词语的背后是一段段精彩独特的生命历程。

两位大师的"世纪对话"

94岁的玛利亚老师优雅地坐在台上，银色的卷发上别着粉红的发卡。80岁的贝曼老师舒适地坐在一旁。这两位萨提亚导师的对话堪称"世纪对话"。

贝曼：我认识你40年了，还记得我们一起走过的历程吗？

玛利亚：我们第一次相遇是在1968年，在萨提亚女士的

5天工作坊里。我们吃惊地看着人们的变化，很不理解他们为什么流泪、拥抱。有时候，改变竟然在10分钟之内发生！我们赞叹萨提亚女士"真是一个奇迹"，可她却说："我不是奇迹，我只是帮助人们找到自己的奇迹。"从1981年开始，我们组成三人组，协助萨提亚女士带领工作坊。

贝曼：一开始，三人组并不完美。我"超理智"，总是强调架构和理论，而玛利亚经常"打岔"，总是沉浸在历程中。我们的另一个伙伴金·伯格比较"一致性"，她仿佛一位妈妈，看着两个小孩子一会儿争执、一会儿冷战。但是，这个独特的三人组持续了几十年。

贝曼是严谨的"人本主义流派"学者，玛利亚是资深的社工实践者，是什么吸引他们在中年时一起加入萨提亚模式，而且一直待在那里，以那里为"家"？

贝曼：从前，我学习卡尔·罗杰斯的人本主义流派时，不能问问题，只会点头，偶尔回应几声"嗯、嗯……"但我发现，萨提亚很擅长问问题，常常问一些深刻的"历程性问题"，深刻地触动并且神奇地改变一个人。我以前只是关注"个人"，但萨提亚着眼于"系统性"，不仅仅是一个人，更是一个家庭，甚至世界。以前，我学习萨提亚模式时觉得它是一个"学校"，总有许多新东西。经过这么多年后，我感觉它越来越丰厚，是一种美好的"生活方式"。

玛利亚：萨提亚最吸引我的是她的信念系统、她的人性。在经历了残酷的"二战"之后，我一度对人类和世界非常失望，不再相信人性是善的。遇到萨提亚之后，我才感受到真有这样一个人，她不仅坚信"人性本善"，而且活出了人性的善。萨提亚很善于发现一个人的"正向资源"，有时甚至在你自己意识到之前。一位台湾的心理学教授吴就君曾经提到，1980年她去加拿大参加萨提亚工作坊，面对60多位资深的老学员，一种不安感涌上心头。她告诉维妮（对萨提亚的昵称），怕跟不上大家。维妮握着她的双手，很关心地问："吴，你今年几岁？""42岁。"维妮两眼注视着她，慈祥地说："够了，你有42年的生活经验，有好多可以让我们学的呢！"

🕯贝曼：从1981年开始，萨提亚每年都在加拿大举办为期一个月的工作坊。我们有一个很独特的仪式——每个人手里拿着一支蜡烛，去点燃别人的蜡烛。这样，全场每一个人都成为一颗闪亮的星星。

几十年来，两位导师常常来中国传播萨提亚模式，希望带给更多人"幸福、健康和成功"。他们虽然都已界高龄，依旧精力旺盛得如同年轻人——因为他们活出了萨提亚模式的真谛。

🕯玛利亚：我1986年到香港，2004年到内地，现在每年来内地一两次。每次要乘坐十几个小时的飞机，如果问我最大的动力是什么，有两个。一来，我发现中国人非常用功，如饥似渴地学，而且学了马上去用。二来，我感受到中国人的慷慨。我曾经为中国的心理学专业人士开办过18天的工作坊，其中有8个家庭参加，他们不仅同意把自己的个案拍成教学录像，而且还同意供编辑出版，让更多的人受益。

🕯贝曼：我也特别能感受到中国人的好学。在亚洲其他一些国家，工作坊的第一天，有时会出现没有志愿者愿意做个案明星的情况，但是在中国，我在第一次茶歇前，就有十几个志愿者踊跃报名。还有，中国人非常敬老，根深蒂固地，这在西方很不寻常。所以，我在中国待得越来越久，只是偶尔回加拿大"拜访"一下。

感受萨提亚

有缘见过萨提亚女士的人这样形容她——

她是一个很淳朴的人。她上山采水果，亲自做水果馅饼给我们吃；她很喜欢买衣料，自己动手做衣服，只是由于一生奔忙于全球各地，在去世后，家里还留下一大批布料。

她是一个充满好奇的人，总是观察各种生命，感受大自然、感受宇宙中的生命力——太阳每天升起，花朵每年绽放。她认为，既然宇宙有序，人和家庭也应该是有序的。于是，她发展出了"家庭重塑""曼陀罗""转化式治疗"。

她从小生活艰苦而节俭，在去世前连一件很喜欢的衣服都没舍得买，但是在去世后却留下了450万美元的遗产——她希望成立一个学习中心，帮助人们更好地成长。

她总是让人们从行为中看深一点，看到行为背后的意义，感受到行为背后的"渴望"和"生命力"。她说：我们是一个住在身体中的灵魂，我们是宇宙中"生命力"的独特展现。

她一生的梦想是"内在和谐、人际和睦、世界和平"。1985年，在世界心理治疗大会上，她写了一封信给当时的美国总统里根和苏联领导人戈尔巴乔夫，请求他们停止冷战，并邀请与会的7000位参会者一起署名。她曾为以色列人民、阿拉伯人民开办过家庭重塑工作坊。她认为，家庭是世界的缩影，"疗愈了家庭，便疗愈了世界"。

她是国际心理学界一个独特的创新者，在科学严谨的心理学领域中，增添了温暖的人性、务实的改变性以及广阔的系统性，被称为"家庭治疗的哥伦布"。她在担任美国人本心理学会会长一职时特别强调：真正的人本主义着重的是"你和我"，而不仅仅是"我""你或我"。《美国心理治疗网络》杂志25周年纪念版综合历年的调查结果，排出了"在美国心理治疗师眼中最具有影响力的心理治疗家"，萨提亚位居第五，是榜上仅有的一位女性（其他四位分别是：人本主义学派创始人卡尔·罗杰斯、认知行为治疗先驱阿朗·贝克、结构式家庭治疗创始人米纽琴和存在主义治疗、团体治疗创始人欧文·亚龙）。

我没有见过萨提亚女士，但是从她的一本本著作中体验到她的热情、好奇、博爱和无尽的创造力。在《当我遇见一个人》中，她这样写道："我允许自己去自由地尝试任何我认为可能有助于人们了解自己的方法，我也充分吸收自己在教育、戏剧、艺术、普通语义学、职务生命、哲学方面的知识。"她的好学和开放使萨提亚模式拥有旺盛的生命力，总在不断地发展。

正如玛利亚老师所分享的：有人问我，萨提亚模式有没有什么限制？我说，萨提亚模式的限制就是"你自己的限制"。这个模式看起来很人性、很简单，但其实很深。你成长到什么程度，就能把这个模式运用到什么程度。

治疗师如何运用自己

作为一位心理治疗师，如何更好地运用自己，支持一个个"渴望成长"的人呢？两位萨提亚导师分享了自己的心得。

玛利亚：让我用河流来比喻，我和案主之间有一条河，我需要越过这条河与他们相遇——在生命力的层面，但在他们和我之间仍然保持着清楚的界限。需要特别提醒的是，有些人在学了一两次萨提亚课程之后就开始运用雕塑来做治疗，这是危险的。家庭重塑就好像做手术，专业能力非常重要，引领者需要经过长期的训练、复习和讨论，并具备谦卑的态度，才能让案主在过程中获得成长，而不会受到伤害。

凯瑟琳·贝曼：我们在面对来访者之前，自己是否能体验到我是谁，我想要什么，我生命的目的是什么，我如何更好地运用自己，我是否能够与自己联结而体会到爱、接纳、好奇和希望……当我满足了自己的这些渴望，体验到生命能量时，我就会更好地懂得案主，满足他们的渴望，陪伴他们由内而外地成长。

我们太忙碌了，很少去倾听"身体的声音"。但是，当我们需要寻找一些重要的答案时，最好去问问我们的身体——此刻，我的身体感受到了什么、它在对我说什么。我们受到的一些冲击，即便大脑不记得了，但身体依然记得。耐心地倾听身体，你会发现更多的信息和智慧。

当我们问案主一些"历程性"的问题时，比如"当你遇到这些冲击时，你有什么感受""这对你意味着什么""你希望的是什么""如何才能满足你内心的渴望"等，慢慢地，这些问题会引发对方自我反省，去创建一些新的神经通路，改变就悄然开始了。

在治疗中，让案主同时体验到"积极的生命能量"和"生存模式的痛"，会发生什么？混乱！混乱是改变的开始——旧的模式在打破，新的模式尚未建立。运用"希望"的动力、"痛"的动力，以及一些积极的、基于改变的"提问"，我们将帮助案主更有力地改变。

在"创伤"治疗中，我们可以帮助案主体验到内在不同的部分，有些是无助和恐惧，有些是悲伤，有些是愤怒，还有一些是希望……帮助案主区分不同的部分，找到并满足各个部分深层的渴望。

贝曼老师：智慧地敲敲打打

刘诚哲

2010年，我参加了约翰·贝曼老师的"萨提亚模式系统转化治疗连续项目专业训练"的课程。在5天的训练课上，贝曼老师严谨而专注地进行讲授、训练、冥想和做个案督导。其间，他的身体有些不适，有学员几次谈到健康，甚至死亡的话题，引起现场一阵阵感伤。但是，这种压抑的气氛很快就被贝曼老师的轻松幽默和坦诚回应化解了。

有一个环节让我特别感动。贝曼老师画了两幅图：第一幅是一颗大星星，四周围着许多小星星；第二幅是大星星变小，变得和四周的小星星一般大。他说："中间这颗星是现在的我，四周的星星是今天和明天的你们。"这一刻，我想起了贝曼老师的理想和使命——让6500万中国人因萨提亚模式受益。正是因此，他才会不辞辛劳地在有生之年培养出一批中国本土的萨提亚模式家庭治疗师和培训师。

贝曼老师处理个案的过程大多精彩而享受，他总能轻松自然地与案主接触，并产生联结，呈现出高度的关注、尊重、爱以及始终正向的导向，来增添或赋予案主积极的能量。就认知探询会来说，虽然有的探寻会显得枯燥而缺乏生动，但他总能在关键环节和结尾出彩，比如耐心细致、丝丝入扣地运用信念转化技术，娴熟地运用冰山提问技巧，把握案主的灵性，唤醒案主的"自我生命力"……这些都给了我很深的启示。

治疗师都有自身的局限性，谁也不可能总做正确的事情，我们也无须具备这样的能力，承认这一点非常重要。多年的专业训练与实践，使我不会在处理个案时情感起伏不定，能共情，但大多数时候不会再被卷入。我不太喜欢在课堂上提问题，却能细致入微地观察与思考，通过导师的回应、与同学的交流分享，以及自己的逻辑推演来获得答案，结果往往令人满意。

当然，我并非没有困惑，也不是百分之百赞成贝曼老师所有的理念和方法。我会把疑惑详细地写出来，以备随时提问。很多时候，贝曼老师在回答其他学员问题的时候，也回答了我，引导我自己去寻找答案和不同的解析方法，甚至在更大程度上促使我获得新领悟。比如，家庭治疗的创造性、设置萨提亚模式的活灵魂、灵活运用人性化准则……我始终带着恭敬之心，戴着萨提亚的"侦探帽"[1]，去欣赏我可以欣赏的部分，感谢可以感谢的一切。即使有疑惑，我也能接纳自己，去核查是否提出了正确的问题，探寻是否有正确而不是唯一的答案。我会尽量寻找不同的解析方法，发掘那些可能被掩藏的其他答案。我想，治疗师如果一味地学习模仿固定的套路、方法，或者追求解决问题的唯一方法，这将是最大的自我设限。

我很感谢贝曼老师的灵活、开放，他给予我的关注、欣赏与支持常常令我感动。我赞赏他的慈爱与耐心倾听，赞赏他的学者风范与治疗智慧，赞赏他人本主义的风格与始终积极正向的导向，赞赏他的一致性与幽默的能力。

---

1 侦探帽：萨提亚女士自称，带着好奇之心去探寻周围的人和事。

　　每次看到贝曼老师严谨而又行云流水般的个案处理，我的脑海中都会联结到"存在主义哲学"与"积极心理学"的资源。他好像拿着一把锤子，在墙壁上随意地敲敲打打，但每次都敲打得正中要害。个案结束后，常常有学员提问"为什么在这个案例中的做法与上次的做法不同"，或者"为什么这个环节不采取与上个环节相同的做法"。贝曼老师都会细心解析，其中，令我深受启示而且颇有领悟的回答是——"我没做什么并不重要，重要的是我做了什么"。方法是死的，也可以是活的，而案主始终都是活生生的，我们不能把死的方法套用在活生生的人身上，这么做本身就是非人性的。

我的老师约翰·贝曼　　郝宗媛

贝曼老师喜欢中国人，他说中国人有美丽的思想和灵魂。我被他主动好学的态度深深吸引。

在贝曼老师心中，有一幅宏大的画面——让更多中国人通过萨提亚模式的帮助，过得更加幸福、快乐、成功。在他的积极推动和带领下，萨提亚模式走入了高校咨询师的队伍、中小学教师的队伍、社工团队、企业组织等。与其说贝曼老师在传播萨提亚，不如说他在播撒"爱"的种子——爱自己、爱他人，为自己的生命负责。

贝曼老师希望萨提亚在中国的发展能朝着健康的方向，由本土团队持续推动。他说："当你们有合格的本土导师授课时，我就可以退休了。"但同时，他对一些人仅凭一知半解就开始讲授萨提亚的现象甚为担忧。有一次，一位学员拿着课件找到贝曼老师，说自己正在讲授萨提亚，请老师帮忙看看课件。我心想：贝曼老师哪有时间来做这件事呢？但他却答应了。他说："即使我不看课件，他横竖都是要讲的，还不如给他更正确的引导。"

活到老，学到老

贝曼老师在教学过程中不断更新、发展着萨提亚模式，每一次的教学内容都会有些改变。我们这些学生开玩笑说："做您的学生一定要跟着您跑啊！不然就被您远远落下了。"他的回答很幽默："课程内容不一样，是因为我忘记上次讲什么了。"

在课堂上，贝曼老师也讲笑话。有一次，他说："我跟医生说，我要在临死的前一天停止学习。医生却告诉我，不需要花那么长的时间去死，一个小时就够了。所以，我会在临死前的一个小时停止学习。"

我去温哥华的一段日子里，贝曼老师带我去见了他的读书小组：由4个人组成，有报社主编、治疗师等不同职业，大家一起谈论心理学发展最前沿的书有哪些，分享彼此的心得。那一刻，年龄已经从他们身上淡去，我感受到的是几位年轻人在餐厅里兴奋地切磋、开放地学习。我不禁感叹，老师在这个年纪依然能够把握时代的脉搏，无论是知识还是生命都推陈出新，也许这正是"活在当下"的一种体现吧！萨提亚模式是有生命力的模式，在传承的过程中需要不断发展，而传播的人也需要有这样的品质。

探寻生命的本质

萨提亚模式为什么那么吸引人？我觉得很重要的一点就是：它触碰到了我们的灵魂，即生命本质的部分。

"你是谁？"

"你想要什么？"

"你人生的目标是什么？"

这是贝曼老师最具代表性的3个问题，直戳人的心灵深处。我把贝曼老师的授课比喻为"大海"，不同的人在海的不同部分：有的人光着脚接触到了海水，有的人在浅水区漂荡，还有的人以为自己已经在深水区遨游了。但无论是谁，无论在哪里，都会有不同的经验和学习空间。这也是贝曼老师所强调的，萨提亚模式不是"内容性"的学习，而是"历程性"的学习。我们必须亲身体验游泳，整个人、整个身心都要浸泡在海水中。

通过萨提亚模式，我们探索到心灵的家园，开始找寻回家的路。我们的意识不断得到提升，内在越来越完整，能够越来越久地活在当下。

"我很珍贵"

或许有很多老师会让你觉得"老师很了不起"，但贝曼老师会让你觉得"我很了不起，我很珍贵"。在他的教学中，每个学员都有发展的空间；在他的层层提问中，每个人都拥有充分的自由成为自己，向自己学习。这需要高超的教学艺术，也需要博大的胸襟。

从贝曼老师的眼神中，从他温暖的手上，我们总能感受到一份关爱。不需要任何思考或转化，关爱就在那里，实实在在。

老师是一个信守承诺的人。有时答应了一件事情，即使过后有些后悔，也不会更改，一定会坚持做到。

老师是一个包容的人。或许有的人会觉得他特别好说话，很容易冲破他的底线。但实际上，他只是在一些不需要太坚持的事情上，包容程度比一般人想象的大很多。若是重要的原则性问题，他绝不会让步。

老师是一个注重细节的人，平等地对待身边的人。有一次在餐厅里，我强烈指责一位服务员服务不周，老师对我说："不要这样对待他们，他们更需要关爱。"这话让我有些脸红。老师待人和善，经常感谢人们的付出。有一次在工作坊里，一个打扫卫生的阿姨问我："那个老人是谁啊？他人可真好！"随后的几天里，我观察这位阿姨，她每天都精神饱满地工作着。

老师既慷慨又有爱心。他在印度修行的3个月中，我每天陪他一起出去散步。买东西的时候，他都会积攒一些零钱，遇到乞丐，会给每人10卢比（一元多人民币）。圣诞节那天，他说要给20卢比，零钱一会儿所剩无几了。可是，他很少给街头的小孩子钱。他说，给孩子们钱，眼下看起来很好，但不利于他们成长。他耐心地告诉孩子们："去上学吧！快去上学去吧！"每天散步的时候，他会买些饼干分给孩子们，孩子们很开心地围绕在他身边。

我知道，贝曼老师并不是一个完美的人，但他是一个非常可敬、可爱的人。想到他，我总是面带微笑，心里暖暖的。

永不停息 曹宇红

///题记:

30多位睿智的企业管理者带着各自的困惑和期待,在为期3天的"心领袖"工作坊中与玛利亚老师相遇,感受着她的生命能量,经历着好奇、冲击和感动的成长历程。

一开始,玛利亚老师邀请每一位学员介绍自己,展现出自己的生命力。"我想听到每一个人的声音,这对于组建一个团队非常重要。"她静静地倾听大家的分享:我是谁、我的困境、我的期待……"我希望你们像我一样,对人充满好奇心,发现团队里有许多宝藏。"她说。

感受"存在"

我们总是忙碌于Doing(做),而常常忘记了Being(存在)。

存在,是生命力中最重要的——爱自己,重视自己,接纳自己，肯定自己的价值（作为一个人独特的价值，而不是靠外在的标准来衡量）。只有重视自己，才会真正地重视别人，拥有不同的关系。但可惜的是，我们一直在学习"如何成功"，却没有学会"如何认可自己、关爱自己"，更无暇去反思：我是谁？我忙碌究竟是为了什么？

玛利亚老师说："在无意义的世界找到'自己的意义'，对我而言，生命的意义在于'尽可能做好自己'。"

要成为一个有影响力、一致性的领导者，首先要对自己"一致性"。

一致性是"心"对"心"说话——说出内心真实的感受、脆弱和渴望，而不是"保护"对"保护"说话——两个人躲在各自的应对姿态、观点和期待的背后，指责、讨好、冷漠，或是讲道理。

一致性不同于诚实。后者只在意"自我"，前者却要考虑自我、他人和情境。我们可以对自己一致，但不必总对别人一致，而可以选择：在何时、呈现多少"一致性"。

一致性是一个历程，不断地自我觉察和改善，联结自己的生命力。

你的系统可安好

你是否觉察到自己在不同系统中的状态和影响力，比如内在系统、家庭系统和组织系统？在冲击之下，你经历了怎样的内在历程？你何时感受到爱、重视、有价值？你的生命能量怎样起伏？

你从原生家庭里获得了什么资源，学到了什么应对方式？你需要放下哪些过时的、没用的规条？你是否还背负着小时候对自己、或是来自于父母的期待？

我们受原生家庭的冲击非常强烈，一些在原生家庭中未满足的期待常常不知不觉地延续到现在。比如，我们在家中惧怕或是反抗父亲，那么到社会上也会对"权威者"不自觉地惧怕或是反感。为了让妈妈开心，小孩子努力地学习，或是承担过多的责任，但内心始终觉得"不安全"或是认为"自己不够好"。

家庭是我们的第一所学校，我们的沟通方式、与别人的关系等，很多都学自家庭。

有了觉察，就有了改变的动力。

奇迹存在于每个人的心中！

玛利亚老师说："我只是帮助你发现自己的奇迹！我可以帮助你知道、体验到'你可以改变'，帮助你发现更多的资源，但做出改变的只能是你自己。"

系统中的一个人改变，其他人也会跟着改变。

玛利亚老师画了一个同心圆，圆的中心是"我"，向外一圈是"家庭"，再向外一圈是"社区"（包括企业和组织），最外一圈是"社会"。（如果按照萨提亚女士的思路，或许还会添加更大的一圈"宇宙"）

如果最核心的"我"成长了，变得更加自由、平静，拥有更高的自我价值感，那么，一层层向外辐射，外层的圆圈才会更加和谐、更有影响力。

永不停息：混乱与成长

成长的内在历程是温暖的、温柔的，外在呈现的或许是更加坚定、更加坚韧。在结束时，一些学员分享道：

"面对眼泪，以前我觉得丢人，现在觉得动人。"

"心中的那份美好都在，只是有时候自己忘了。"

"我在冥想中睡着了，一开始觉得有些内疚，当听到玛利亚老师说'没关系'时，我感觉自己被全然地接纳了。"

"我和混乱有了新的关系，我会去体验混乱，发现新的可能性。"

"我觉得这几年已经成长得足够淡定了，但最近发现父亲得了肺癌，我又陷入了混乱。"

"前两天我觉得很好，现在觉得比较烦躁，胃不太舒服……"

玛利亚老师的反馈温暖而有力：

"你的分享不仅智慧，而且充满了感受，你可以欣赏自己吗？"

"我很欣赏你学了这么多，而且立刻发生了改变。你可以欣赏自己的坦诚和好奇吗？"

"你有了许多觉察。接下来，你可以有哪些改变？"

"改变不是说'我要改变'就会真的发生。改变要经历一些历程。"

"当你闭上眼睛，进入内在，与心相连……不论做出怎样的决定，你都是值得的。记得重视你自己，让自己幸福。"

"父母希望感受到我们的爱、微笑，不希望我们崩溃。我们会失去所爱的人，所爱的人也会失去我们。接纳这些，这就是人生的一部分。"

"允许自己好奇，去体验混乱和不舒服，那是一种真实的存在。在这个过程中，如果没有身体的改变，就算不得改变。"

最后，玛利亚老师还和大家一起分享她所经历过的混乱：

"在37岁之前，我在匈牙利过着幸福的生活；37岁之后，我们举家流落到加拿大，一无所有，为了生存重新奋斗。60岁时，患难与共几十年的丈夫保罗去世，我在极度悲哀和混乱中抑郁了两年，随后慢慢康复。89岁时，我被检查出患有肺癌，医生宣布只有一年的生存时间，然而通过手术切除半个肺之后，我又很快康复了。现在，我对生命的各个历程心存感激。

"人生的平衡似乎总会在一瞬间被打破，我们不得不承受压力，经历一阵阵混乱。这个时候，当我们慢慢静下心来，倾听内心的声音，体验内在的历程，就会发现更多资源，再加上不断地练习和整合新方法，就会经历一个改变的历程——改变就是不断地经历，平衡、混乱、练习和整合。这是一种宝贵的成长。

"如果没有混乱，我会觉得无聊，自己创造一些混乱。因为在混乱中，你能被激发出更多的能量，你在努力向前走。没有什么是完美的，活到老学到老吧！人生总是有许多选择，因此才会有趣。记得对自己好奇，对别人好奇。学习和成长，永不停息！"

陪伴生命的绽放 沈明莹（口述） 草子（撰文）

/// 题记：

沈明莹老师被萨提亚全球机构评选为"活生生的宝藏"，她却笑言："我是一个活宝。我们每个人都是自己活着的宝藏，简称'活宝'。"

在"萨提亚高阶导师培训班"的第一次课程结束时，全场30多人潸然泪下，心中满怀着厚重的使命感，她却只轻轻地说了一句话："让我们一起，为中国人做一点事情。"

面对学生，她总是安静地聆听，耐心地询问，短短几句话就将真诚的关爱传递出来。她常常说："点燃我的蜡烛，照亮你的火柴，然后你用你的火柴，点燃你自己的蜡烛。"

我看人生，每个人都是一颗种子，经过阳光、空气、水和风吹雨打，慢慢地发芽。允许自己这颗种子更好地绽放，虽然娇嫩，但绽放的过程很美。

在30岁之前，我几乎没有什么困惑。我"被安排好"，顺顺当当地考高中、大学，去国外留学，在美国和丈夫相遇，嫁入夫家，生了5个孩子，为他们操碎了心……在照料5个孩子的负担下，在众多家人的期待中，在陌生的环境里，我越来越迷失了自己。

1986年，我很幸运地接触到萨提亚模式。更幸运的是，我在工作坊中被玛利亚选中，当了两次"明星"。第一次，我被"五种自由"的体验活动震撼了。我的眼睛、耳朵、嘴、手脚都被捆住，无奈、挣扎，我放声大哭，决定要为自己负责。第二次，我在"面貌舞会"的历程中，发现自己的个性中有那么多宝贵的部分，而且这些部分可以很好地合作，让我的生命有更丰富、更美妙的可能性。

从那以后，许多僵化的观点松动了，什么"女人一定要做好女儿、好太太、好妈妈"，什么"要考虑别人的需求，不能只想着自己"……我下决心要让自己获得自由！于是，我开始走出家门，更多地参与萨提亚工作坊，慢慢地有了"自我意识"。我发现，我和5个孩子之间有了清晰的"界限"，哪些是他们的责任，哪些是我的责任。以前，孩子们在学校默书，我在校门外来回地走，比他们还紧张。后来，我告诉他们：做好学校功课是你的责任，你若没做好，被老师罚，我虽然心痛，但帮不了你。

是萨提亚模式，让我的生命有了更多的可能性。

我有幸曾跟随萨提亚女士学习过。1988年，她举办了一次工作坊，各种肤色的学员济济一堂。她请白皮肤、黑皮肤、棕色皮肤和黄皮肤的学员分别站在四个角落——她的梦想就是"世界和平"。为此，她曾写信给里根和戈尔巴乔夫，请求他们停止冷战，并邀请与会者一起署名。

萨提亚女士还说过：人生有两件大事——喂饱饥渴、疗愈伤痛。人们的饥渴各有不同，对爱的饥渴、对认可的饥渴、希望被人看到和听到的饥渴等。最重要的是学会满足自己内心的饥渴——被爱、被肯定、有价值。有时，我会笑着问学员们："总向别人要这、要那，你是要饭的吗？"别人给予的只是锦上添花。

用一个比喻来说：点燃我的蜡烛，照亮你的火柴，然后你用你的火柴，点燃你自己的蜡烛。这句话的次序很重要，我们一定要相信自己拥有资源，所以不是别人帮我们点亮蜡烛，而是我们用自己的能力去点亮自己的蜡烛。

1989年，我们所筹建的香港萨提亚中心正式成立，我也开始学习成为更好的助人者。我们11位萨提亚学习者参加了3年的"培训师培训"项目，由玛利亚、贝曼和金·伯格轮流来香港执教。在结束前的考核中，我们分成三人小组，要逐一在三位导师面前做"呈现"，并带领二十多人的学习小组，压力很大。我记得自己在独立带工作坊之前出现了眼睛痛的毛病，是我给自己太大压力了。那些年，每次带完工作坊之后，总结的笔记都是厚厚一摞。

中国文化中非常重视家庭，我们说"修身、齐家、治国、平天下"，与萨提亚模式所提倡的"内在和谐、人际和睦、世界和平"一脉相承。

我是中国人，我很想用自己的所学去帮助同胞们。在一次冥想中，我看到这样的画面：在一个陌生的地方，我和一群华人互动，陪着他们一起成长。我知道，这就是我的使命。想起电影《唐山大地震》中的一句话"23秒的地震，32年的余震"。中华民族是一个历经苦难的民族，我们可以放下过去的苦难，运用在苦难中磨练出来的能力，去追求未来的幸福。人们生命的故事虽然不同，但成长的历程是相同的。即便在今天，我们依然会面临各种形式的苦难：抑郁、失业、分离、丧失……重要的是当事人怎么看，如何能有更多、更好的选择。

在学习萨提亚模式的过程中，我感到谦虚和感恩是很重要的。在我的眼中，你们每一个人都是我的老师，我都能从你们身上学到人性的美好。

当我遇见萨提亚 成蒂（口述）唐菊（撰文）

/// 题记：

有的学员说，成蒂老师的工作坊犹如蒋勋笔下的花季。"所谓花季，就是所有生命没有高低之分，春天，江水，花朵，月亮，夜晚，这些存在于自然中的主题，偶然间因缘际会发生了互动关系，可它们又各自离去。它们如知己，它们也是陌路。"

在"个人成长"和"亲密关系"工作坊期间，成蒂老师引领学员们体会生命与生命的平等，体验人性在最深处的联结。曾经的苦难困扰好像雾霾散去，接触到深切而真实的生命时，生命的美如花朵般绽放。

我遇见萨提亚女士是在1983年台湾的阳明山上。这份奇特的缘分使我对萨提亚模式充满了好奇，从此走上一条学习探索的道路。

那时候的我，年轻气盛。有一次在工作坊中，我提出了一个关于婚姻咨询时被卡住的专业问题。我自以为聪明地想，面前这位金发碧眼的西方女士应该会被我问倒吧！东方家庭中如此复杂的冲突，她可能没法了解，更别说解决这些难题了。没想到，萨提亚女士竟邀请我走到众人面前，又邀请一位男士来扮演丈夫的角色，让我们以身体姿态呈现夫妻间的沟通模式，再由互动中两人姿态的转变，进一步探索我所提出的婚姻冲突问题。短短几分钟内，扮演者似乎找到了出路，进入另一种新的平衡。这个过程令我印象深刻，至今余味犹存。

我原本期待萨提亚女士能根据我的问题，做一段关于家族治疗中亲密关系与冲突历程的学术说明，没想到却得到一个特殊深刻的体验——去洞察案主问题背后的互动历程。这个体验也使陷入治疗困境的我，内在开始了一段"探索"和"整合"的丰盛之旅。

后来经过多年的学习，我渐渐体会到，当时短暂的体验其实蕴藏着许多萨提亚模式的精华。首先，我学到的最大功课是，那些在治疗中"卡住"的地方正是我们生命中面临的困境。而当我们能与原生家庭建立一种新的关系，解决未了情节，运用所学到的资源来帮助自己强壮起来，与自己和好，并享受亲密关系时，我们就能在治疗的情境中自由地运用自己，且由内心发出真诚的关怀与善意，协助当事人接触个人内在的真实自我，充分发展成为更加完整的人。当一个人能体会自己丰沛的生命力时，他就能在灵性的层次上联结，这是人与人、心与心在宇宙生命能量中"真实的相遇"。

我喜欢萨提亚模式，不单因为它是一个"全人"的治疗取向，包容了几乎一切当代治疗的理念与技术，比如认知行为学派、人本心理治疗、精神动力取向、经验性心理剧过程、完形概念与技术、后现代主义治疗精神等，更因为这个模式正向积极，不用成天挑毛病、看病理，而是接纳人性、贴近人内在的心路历程。治疗师能以此自助和助人！

另外，我还喜欢萨提亚模式带来的自由和经验性，让我很有创造力。其他学派的技术非常结构化，得一步步照着方法和程序来，但萨提亚模式只要方向对了，顺着"人的历程"就会有很多空间和创造性。萨提亚模式很生活化，任何人学了，都会先对自己有帮助，把对自己有用的东西再拿去与人分享，这样才更有说服力。

萨提亚模式不因文化差异而有所隔阂，不同的文化和民族反而使我们能够更好地学习尊重彼此的深层渴望——被爱、被重视、自由、快乐、自我实现等普世皆同的人性需求。近几年来，我看见萨提亚模式在中国各地蓬勃发展，我相信，这与我们文化中重视家庭关系、凝聚力、世代传承有关。而将萨提亚模式运用到中国家庭中，可以帮助我们透过各种历史悲剧、家庭创伤、生命故事、重要价值观和规条、互动关系等，寻找每个家庭、每个人独特的资源与韧性，来开启新的视野，获得新的可能性，并找到个人与家庭关系之间的平衡。

萨提亚女士说"每个人都是神圣的奇迹"，"是独一无二的个体"，对此我深信不疑。我感谢在工作坊中遇到的每位学员，他们让我更谦虚。有了这份谦虚，我就能让具有独创性的"智慧盒"戴上好奇的"侦探帽"，创造出属于自己和案主的奇迹。在这样的奇妙旅程中，我们能接触彼此深层的"自我"，并在灵性与生命能量中相遇。